UMBERTO MILETTO

ADDOMINALI SCOLPITI

Il Metodo IBER per Avere un Addome Magro e Forte senza Palestra né Attrezzi

Titolo

"ADDOMINALI SCOLPITI"

Autore

Umberto Miletto

Editore

Bruno Editore

Sito internet

http://www.brunoeditore.it

Sommario

Il Coach Umberto Miletto

Umberto Miletto è un rinomato personal trainer italiano. Esperto in *Personal Training* e Preparazione atletica d'alto livello, è un punto di riferimento nel campo dell'allenamento nel panorama nazionale. Crea a 25 anni il *Miletto Personal Training Studio* (www.studiomiletto.com), un centro di *Personal Training* e Preparazione Atletica unico in Italia nel suo genere, che atleti e appassionati frequentano per migliorare il proprio fisico.

Sportivi, personaggi dello spettacolo e gente comune si affidano abitualmente ai suoi programmi sicuri di ottenere i risultati desiderati. Ha attivato anche un servizio di formazione per centri fitness, gestori di palestre, personal trainer e appassionati d'allenamento.

Il Coach Umberto Miletto è conosciuto in tutto il mondo grazie ai suoi video su youtube con oltre 270 video caricati e con milioni di visitatori.

Collabora con numerosi portali online che trattano di allenamento e fitness, con la rivista leader del settore di BodyBuilding *Olympian's News* e numerose sono le altrettante riviste che lo cercano come consulente per l'allenamento e il benessere in generale, tra cui *Mens Health, Capital, Donna Moderna, Millionire, ForMan* ecc. In Italia è stato tra i primi a parlare di *Functional Training* e di *Kettlebell* con il libro *Kettlebell Manual* edito da Sandro Ciccarelli e l'ebook *Il Metodo Kettlebell* edito da Bruno Editore.

È anche autore dei libri: *Scolpisci Definitivamente il tuo Addome* e *Mit System*, editi da Ciccarelli Editore, e degli ebook *Natural Body Building*, *Gambe e Glutei Perfetti* e *Un Corpo nuovo con il Pilates* editi dalla Bruno Editore. Autore anche di quattro DVD sull'allenamento in cui tratta di Addominali, Kettlebell ed esercizi di Body Building.

Creatore del rivoluzionario sistema d'allenamento *Pitbull Training* grazie al quale insegna ad allenarsi senza attrezzi e con esercizi unici.

Il Coach Miletto riceve presso il suo Studio di Personal Training di Torino, dove si potrà essere allenati e valutati personalmente da lui.

Introduzione

In questi ultimi anni ho scritto molto sull'allenamento, e molti miei articoli e libri si sono incentrati sugli addominali.

L'allenamento per gli addominali è da sempre un argomento molto dibattuto... perché tutti vorrebbero un addome magro, forte e scolpito! Tu non lo vorresti?

È chiaro che per avere un addome scolpito occorrono sacrifici e passione per l'allenamento, senza i quali sarà impossibile raggiungere i risultati desiderati. Ma con questo manuale ho voluto creare un qualcosa di nuovo, un modo diverso di allenare gli addominali. Un modo che ti permetterà di allenare gli addominali ovunque tu sia, senza avere l'obbligo di andare in palestra e senza il dover acquistare degli attrezzi per l'allenamento. Questo metodo abbinato a una corretta alimentazione ti darà risultati straordinari.

È adatto a tutti: donne e uomini, ragazzi e adulti, principianti e atleti professionisti!

Ti insegnerò ad allenare gli addominali in modo corretto, con un approccio inedito e rivoluzionario. Allenare gli addominali è veramente semplice, ma spesso le persone attirate da false pubblicità e false promesse, da quelli che io chiamo “venditori di fumo”, fanno le cose più impensate allontanandosi dall’obiettivo desiderato.

Tra breve ti sarà tutto chiaro, non avere fretta, non bruciare le tappe e segui esattamente quello che ti dirò! Ti insegnerò il Metodo IBER per ottenere risultati unici per i tuoi addominali!

Buona lettura!

CAPITOLO 1:
Come iniziare per non fallire

Questo manuale vuole essere soprattutto una guida pratica, da mettere in atto appena avrai terminato di leggere. Non è mia intenzione parlarti di fisiologia, anatomia o biomeccanica applicata, perché sono sicuro che se hai acquistato questa guida stai cercando un qualcosa di pratico e vincente, un qualcosa che cambi in maniera drastica il tuo girovita e renda il tuo addome come sempre l'avevi desiderato senza troppi sforzi.

È vero che è importante conoscere l'anatomia e il funzionamento dei muscoli che costituiscono l'addome per allenarlo al meglio, ma sono convinto che in questa fase sia più importante agire!

Fidati di quello che ti dico, perché ho provato su me stesso e centinai di miei allievi quello che leggerai in questo ebook. Ho testato, corretto ed elaborato una strategia vincente, frutto di molti anni di studio e di pratica, e sono giunto a un sistema infallibile con cui allenare gli addominali e ottenere risultati visibili nel giro di breve tempo.

Gli addominali rivestono un ruolo molto importante nella funzionalità di tutto il tuo corpo. Pensa che questa regione muscolare interviene in quasi ogni tuo movimento: nella respirazione, nel permetterti di assumere una postura corretta ed è fondamentale nella prevenzione degli infortuni della zona lombare. Imparare ad allenarli in modo corretto è quindi fondamentale per tantissimi buoni motivi, solo così facendo potrai raggiungere il tuo obiettivo andando a rinforzare tutto il tuo fisico.

Solo chi allena bene gli addominali potrà averli definiti e apportare benessere al proprio corpo.

SEGRETO n. 1: gli addominali rivestono un ruolo di primissima importanza nella funzionalità di tutto il corpo: solo chi li allena in modo corretto potrà ottenere risultati apprezzabili nel giro di poco tempo.

I muscoli che compongono i famosi “addominali” sono:

- Retto dell'Addome.
- Obliquo interno.
- Obliquo esterno.
- Trasverso dell'Addome.
- Quadrato dei lombi.
- Ileopsoas.

Come ho detto, gli addominali intervengono in quasi ogni tuo gesto. Il Retto dell'Addome, in sinergia con gli Obliqui, flette il busto in avanti per circa 30°; da quest'angolo in poi il movimento è svolto principalmente dai flessori dell'anca (in particolare interviene l'Ileopsoas). Per ottenere l'allungamento migliore del Retto dell'Addome occorre inclinarsi all'indietro di circa 15°.

Obliquo Interno e Obliquo Esterno, oltre ad aiutare il Retto dell'Addome nella flessione del busto, permettono anche la torsione e l'inclinazione laterale del tronco.

Il muscolo Trasverso dell'Addome, quasi mai citato, ha invece importanti funzioni. Non è visibile, sta al di sotto del Retto dell'Addome, e ha la funzione di stabilizzare il tronco in tutti i suoi movimenti e di contenere le viscere. Più è forte, più la pancia apparirà piatta e tonica.

Il muscolo Ileopsoas è anch'esso molto importante e interviene nella flessione della coscia sul bacino. Ogni volta che tiri un calcio, corri o in generale sollevi le gambe, esso interviene. Così come quando sollevi il busto oltre i 30°.

SEGRETO n. 2: retto dell'addome, obliquo interno e obliquo esterno, trasverso dell'addome, quadrato dei lombi e l'ileopsoas sono i muscoli che costituiscono i famosi "addominali" che ti permettono di flettere, ruotate, inclinare e bloccare il busto.

Detto questo, dobbiamo ora capire come allenare al meglio la regione centrale del tuo corpo. Alleneremo i tuoi addominali con il meglio che c'è attualmente in circolazione, ossia il *Functional Training*. Scopo di un buon Allenamento Funzionale, è quello di far interagire **capacità condizionali** (forza, resistenza, velocità) e **capacità coordinative** (capacità di organizzare e modulare movimenti) al fine di preparare e portare l'atleta o la persona allenata al massimo delle proprie potenzialità.

I primi a parlare di *Functional Training* furono diversi terapisti sportivi, che da subito capirono come i muscoli interagissero tra loro in ogni movimento al fine di svolgere un'azione motoria. Si inizia pertanto a parlare anche di "allenamento di catene muscolari" e del "corpo come un'unica unità funzionante", abbandonando il concetto di modellizzazione dei muscoli come singole unità.

Anche il mondo dell'allenamento di pesistica sta pian piano abbandonando questo concetto indirizzandosi verso l'Allenamento Funzionale come modo ottimale per ottenere ipertrofia muscolare, dare funzionalità ai muscoli e scolpire il proprio fisico.

Bisogna quindi allenare la funzionalità del corpo come primo obiettivo, ottenendo come effetto secondario esattamente ciò che si vuole (ipertrofia, definizione muscolare, miglioramento della forza o aumento della potenza).

Il corpo non è più visto come un insieme di singole unità distinte (petto, dorso, bicipiti, spalle ecc.) ma come un insieme di muscoli che lavorano sempre in sinergia tra di loro al fine di completare il movimento scelto nel migliore dei modi. Proprio per questo, un caposaldo dell'Allenamento Funzionale è quello di abolire le macchine dagli allenamenti.

SEGRETO n. 3: allenare i tuoi addominali con il *Functional Training* ti permetterà di esaltare le tue qualità fisiche grazie all'utilizzo di movimenti e gesti complessi che richiamino l'intervento di molti muscoli e quindi un maggior consumo calorico.

Sono passati ormai cinque, sei anni da quando per primo in Italia ho introdotto il concetto di *Allenamento Funzionale.* All'inizio in molti mi guardavano dubbiosi e increduli, però oggi ho vinto la mia scommessa, e il *Functional Training* è realtà. Mi sembrano lontani i giorni in cui acquistavo in giro per il mondo gli attrezzi da utilizzare nel mio Studio di Personal Training… Ora tutti i negozi che trattano di attrezzature sportive li vendono.

Sono stato il primo a diffondere in tutt'Italia l'uso del *Kettlebell*, con i primi due libri italiani sulla tecnica di utilizzo di questo strumento (*Kettlebell Manual* edito da Ciccarelli Editore e *Il Metodo Kettlebell* edito da Bruno Editore). Sono anche stato tra i primissimi in Italia a diffondere l'uso degli "Allenamenti in Sospensione" come il TRX, il *Flying* o gli Anelli. Non a caso i miei video introduttivi su tali attrezzi sono i più cliccati in tutto il mondo, basta andare sul mio canale youtube per accertarti che sono milioni le persone che cliccano sui miei video d'allenamento o che cliccano sui miei tutorial per imparare ad eseguire in modo corretto gli esercizi.

Questo non per vantarmi, ma per farti capire che quello che leggerai in questo ebook è all'avanguardia rispetto a quello che attualmente gira in Italia! Il mio ruolo da pioniere dell'allenamento mi porta a confermare che sono sicuro di quello che ti sto proponendo perché lavoro come Personal Trainer da anni, con clienti e atleti di ogni livello, e ho raggiunto un'esperienza tale da riconoscere ciò che funziona e ciò che invece è una fregatura!

Devi stare attento perché in Italia, come nel resto del mondo, sono in molti in questo settore a voler approfittarsene della buona fede delle persone per vendere prodotti inutili e inefficaci al solo scopo di guadagnare soldi.

Ti devi fidare di me, perché per me l'allenamento è *passione*, e la mia *mission* è allenare le persone per farle migliorare! Proprio per questo se cerchi in rete ti accorgerai che offro e metto a disposizione di tutti moltissimo materiale totalmente gratuito. Sono veramente in pochi a farlo, ma se un giorno avremo il piacere di conoscerci, ti accorgerai che tutto quello che ti sto dicendo è la realtà!

È vero che l'Allenamento Funzionale al giorno d'oggi è di moda, funziona e ti può dare molti risultati. Ma il mio consiglio è quello di partire dall'inizio, come io stesso ho fatto! Dimentica tutti gli attrezzi funzionali, perché il primo attrezzo che andremo a utilizzare per i tuoi allenamenti sarà *il tuo corpo*!

Il tuo corpo sarà infatti il primo strumento di questo allenamento: tutto quello che ti mostrerò andrà svolto a corpo libero senza l'ausilio di nessuna attrezzatura particolare. È quasi come fossimo tornati indietro di cinquant'anni, periodo in cui si usavano principalmente solo esercizi a corpo libero per allenarsi e mantenersi in forma. Ovviamente con i vantaggi delle conoscenze attuali potremmo migliorare di molto l'allenamento a corpo libero dando nuovi spunti su come allenarsi e ottenere risultati: avrai tantissimi vantaggi, fidati!

L'allenamento a corpo libero è l'allenamento *low cost* per eccellenza, e ti accorgerai che non dovrai acquistare nulla per allenarti! Sia che tu sia un principiante o un professionista!

Potrai inoltre allenarti benissimo a casa o in ufficio! Se sei iscritto in palestra poi, nessuno ti vieterà di fare questi esercizi nel tuo club.

Grazie all'utilizzo di questi esercizi ti insegnerò ad allenarti in pochissimo tempo e con strategie innovative. Ti sembrerà incredibile come potrai migliore allenandoti pochissimi minuti al giorno!

SEGRETO n. 4: il primo attrezzo funzionale sarà il tuo corpo. Grazie all'allenamento a corpo libero riuscirai ad allenarti ovunque tu voglia, non dovrai spendere soldi per allenarti e potrai imparare tantissimi esercizi nuovi con cui ottenere rapidi miglioramenti.

Ti chiederai come sia possibile usare al meglio il proprio corpo per allenarsi in maniera funzionale. È molto semplice: applicheremo a ogni tuo allenamento per l'addome le basi dell'*Allenamento Funzionale*.

Quindi, come ho già accennato, aboliremo le macchine e ogni tuo movimento sarà svolto su più piani di lavoro e senza nessun vincolo di movimento. Enfatizzeremo i movimenti base del corpo umano: il flettere, il ruotare, l'inclinarsi e il bloccare la posizione, e molto sarà il lavoro incentrato sulla stabilità e propriocettività dei movimenti.

In parole semplici, cercheremo di insegnare ai tuoi muscoli addominali come essere funzionali e "intelligenti". In questo modo ogni allenamento sarà molto intenso e ti permetterà di bruciare molte calorie. Il tutto, abbinato a un corretto regime alimentare, non potrà che portarti verso il risultato desiderato, ossia un *addome scolpito*!

Per far questo sfrutterai il **Metodo IBER**. Ho creato il Metodo IBER come integrazione alla mia filosofia d'allenamento denominata **Pitbull Training**, per venir incontro a tutte quelle persone con addominali poco sviluppati e poco forti. Tutte quelle persone che si sono sempre allenate con i classici esercizi (crunch, crunch inversi e simili) di addominali.

Non è che siano sbagliati, ma per vedere dei risultati occorrono esercizi più coinvolgenti e di maggior difficoltà. Solo in questo modo è possibile ottenere ciò che desideri, ossia: *Addominali scolpiti*!

L'acronimo IBER sta a significare che l'allenamento per gli addominali per essere funzionale dovrà tenere sempre in considerazione questi elementi:

- **Innate Movements** (Movimenti Innati): dovrai usare sempre movimenti naturali e senza vincoli. Viene quindi abolito qualsiasi macchinario che guida o vincola i movimenti.

- **Balance** (Equilibrio): si cerca di creare sempre difficoltà aggiunte. Si creano disequilibri. Si ottiene questo elemento riducendo la base d'appoggio oppure creando degli appoggi instabili per intensificare il lavoro dei muscoli profondi e di quelli superficiali.
- **Efforts** (tipi di sforzi): ci saranno sforzi di ogni genere. Quindi lavorerai sia con *sforzi concentrici*, soprattutto nella prima fase del nostro percorso, sia con *sforzi isometrici* ed *eccentrici* quando i giochi si faranno più impegnativi. Tutto questo ti permetterà di allenare l'addome sotto ogni punto di vista. Questi sforzi dovranno agire su *più piani di lavoro*, nessuno escluso. Più un movimento risulterà complesso, tanto meglio sarà per i tuoi risultati!
- **Ripetitions** (Ripetizioni): si lavora con un range di ripetizioni ampio e vario, per stimolare tutte le fibre dei muscoli dell'addome. Ci saranno lavori che spazieranno da poche ripetizioni fino a molte ripetizioni.

SEGRETO n. 5: grazie al Metodo IBER incentrerai il tuo lavoro su Movimenti Innati, sul creare situazioni che rendano

l'Equilibrio precario, su una vasta scelta di Sforzi differenti (concentrici, isometrici ed eccentrici) e lavorerai con un Range di Ripetizioni molto ampio.

Il Metodo IBER è tutto ciò di cui necessiti per allenarti in modo funzionale, e lo farai sfruttando il tuo corpo come unico attrezzo.

Dopo questa prima fase, ma potranno passare anche degli anni, se vorrai arricchire i tuoi allenamenti con l'introduzione di nuovi esercizi, potrai orientarti su attrezzi funzionali come *kettlebells*, *trx*, anelli, *ab roller wheel*, *bulgarian bas*, *sandbag* ecc., che si adattano molto bene al Metodo IBER. Sarai così in grado di utilizzarli al meglio e beneficiare delle loro potenzialità!

Hai tutto quello che ti serve per riuscire nel tuo intento! Non hai bisogno di nulla, se non della motivazione giusta per raggiungere i tuoi obiettivi. E con la tua voglia di farcela e il percorso che ti illustrerò in questo manuale, non potrai che migliorare.

Ma ricorda: nessuno ti regalerà nulla, e i risultati ottenuti saranno il frutto del tuo lavoro, dei tuoi allenamenti e della tua voglia di farcela.

Il mio scopo sarà quello di farti capire cosa serve al tuo corpo per ottenere evidenti miglioramenti nel minor tempo possibile. Ti insegnerò a sfruttare tutte le potenzialità del tuo fisico in modo da ottimizzare i tuoi allenamenti e diventare una macchina brucia grassi! Tutto questo grazie al vero *Functional Training*, e non alle bugie che troppo spesso leggo su blog e forum presenti su internet!

Grazie al Metodo IBER imparerai ad allenare i tuoi addominali come non avevi mai fatto! Ti mostrerò una serie di esercizi a difficoltà crescente abbinati a protocolli di lavoro incredibilmente efficaci, e il tutto allenandoti in circa dieci, quindici minuti. Questa *strategia di allenamento*, come detto, è adatta a tutti, e tutti potranno beneficiare di questo manuale per allenare in modo innovativo la zona più funzionale di tutto il nostro corpo.

SEGRETO n. 6: il Metodo IBER è adatto a tutti, dal principiante all'atleta evoluto. Grazie a questo sistema potrai ottenere risultati allenandoti in 10-15 minuti.

RIEPILOGO DEL CAPITOLO 1:

- SEGRETO n. 1: gli addominali rivestono un ruolo di primissima importanza nella funzionalità di tutto il corpo: solo chi li allena in modo corretto potrà ottenere risultati apprezzabili nel giro di poco tempo.
- SEGRETO n. 2: retto dell'addome, obliquo interno e obliquo esterno, trasverso dell'addome, quadrato dei lombi e l'ileopsoas sono i muscoli che costituiscono i famosi "addominali"e che ti permettono di flettere, ruotate, inclinare e bloccare il busto.
- SEGRETO n. 3: allenare i tuoi addominali con il *Functional Training* ti permetterà di esaltare le tue qualità fisiche grazie all'utilizzo di movimenti e gesti complessi che richiamino l'intervento di molti muscoli e quindi un maggior consumo calorico.
- SEGRETO n. 4: il primo attrezzo funzionale sarà il tuo corpo. Grazie all'allenamento a corpo libero riuscirai ad allenarti ovunque tu voglia, non dovrai spendere soldi per allenarti e potrai imparare tantissimi esercizi nuovi con cui ottenere rapidi miglioramenti.
- SEGRETO n. 5: grazie al Metodo IBER incentrerai il tuo lavoro su Movimenti Innati, sul creare situazioni che rendano

l'Equilibrio precario, su una vasta scelta di Sforzi differenti (concentrici, isometrici ed eccentrici) e lavorerai con un Range di Ripetizioni molto ampio.

- SEGRETO n. 6: il Metodo IBER è adatto a tutti, dal principiante all'atleta evoluto. Grazie a questo sistema potrai ottenere risultati allenandoti in 10-15 minuti.

CAPITOLO 2:
Come affrontare il Metodo IBER Principiante

Il mio primo compito sarà quello di far migliorare la tua condizione atletica attuale. Quindi il **Metodo IBER Principiante** è rivolto a chi non ha mai fatto nulla o chi è agli inizi e non ha una condizione atletica ottimale.

Rientri nel livello principiante se:

- non ti alleni almeno da quattro, sei mesi;
- hai un BMI (peso diviso altezza espressa in metri al quadrato) superiore a venticinque (non parlando di atleti e soggetti molto muscolosi), o comunque ti vedi in sovrappeso e con un girovita molto grande;
- hai avuto di recente dei problemi alla bassa schiena;
- non hai la capacità di superare il Test Addominali Principiante.

SEGRETO n. 7: puoi adottare il Metodo IBER per Principiante se non pratichi sport da almeno 4-6 mesi, se sei in sovrappeso, se hai avuto recentemente problemi alla bassa schiena o non hai la capacità di superare il Test Addominali Principiante.

Che cos'è il Test Addominali Principiante

È il test che ti permetterà di accedere al livello Intermedio del Metodo IBER, e fino a quando non riuscirai a superarlo, il mio consiglio è di non provare gli esercizi di quel livello. Il tuo compito sarà di allenarti per superare il **Test Addominali Principiante**. Una volta superato, vorrà dire che sarai migliorato, probabilmente avrai ridotto anche di parecchi centimetri il tuo girovita e sarai in grado di passare a esercizi più complessi.

Il **Test Addominali Principiante** è semplice e consiste nel completare in successione questa sequenza di esercizi:

- 50 Crunch (1 secondo in isometria nel momento di massima contrazione);

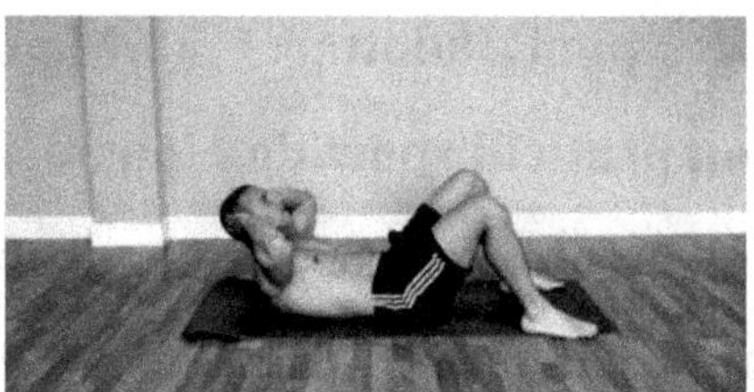

- 20 Ponti in camminata;

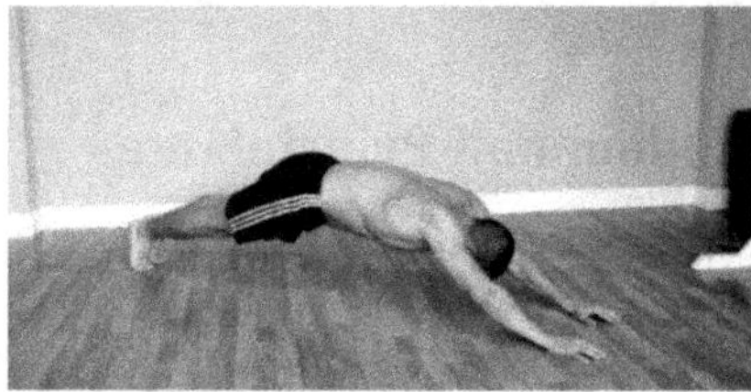

- 20 Crunch a libretto.

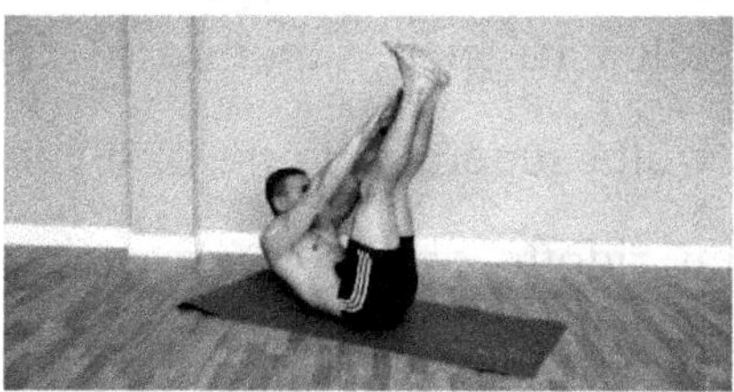

Se sei in grado già da ora di superarlo, puoi passare direttamente al livello Intermedio del Metodo IBER, altrimenti ti consiglio di leggere attentamente quanto seguirà e di mettere in pratica da subito gli esercizi e i programmi d'allenamento che ti mostrerò.

SEGRETO n. 8: il Test Addominali Principiante consiste

nell'eseguire in successione 50 Crunch, 20 Ponti in camminata e 20 Crunch a libretto. Soltanto quando sarai in grado di superare questo Test potrai accedere agli esercizi e programmi del livello Intermedio.

Gli Esercizi Base del Metodo IBER Principiante

Gli esercizi base che costituiscono il Metodo IBER Principiante sono gli esercizi base con cui allenare gli addominali. Adatti alla maggior parte dell'utenza, serviranno per rimetterti in forma e dare al tuo addome una base per gli allenamenti più impegnativi che seguiranno nei livelli successivi.

In questo livello probabilmente non ci saranno grandi novità, ma ripeto, è fondamentale per procedere per gradi e non incorrere in spiacevoli infortuni.

Gli esercizi che costituiscono questo livello sono:

- Crunch.
- Crunch inverso.
- Crunch libretto.
- Crunch obliquo Gomito/Ginocchio.

- Ponte in isometria.
- Calciata in Ponte.
- Ponte laterale.
- Portata Obliqui della Gamba dal Ponte.
- Bicicletta da seduto.
- Ponte in camminata.

Crunch

Il Crunch è l'esercizio base con cui iniziare l'allenamento per gli addominali, soprattutto se la tua forma fisica non è al massimo. È un esercizio sicuro e che tutti possono fare. Per eseguirlo dovrai sdraiarti a terra con le ginocchia piegate e con le mani dietro la nuca. Da questa posizione solleva le spalle (circa 10-15cm da terra) e contrai al massimo l'addome. Durante l'esecuzione dell'esercizio il tratto lombare deve rimanere sempre a contatto con il pavimento.

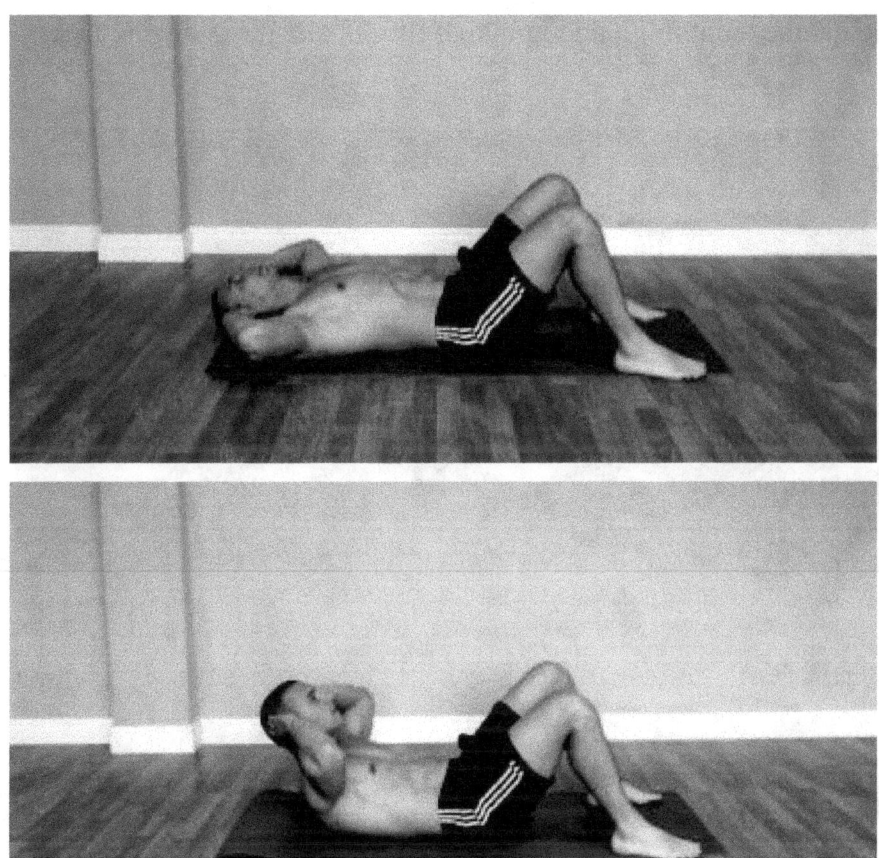

Crunch inverso

Esercizio che si riflette maggiormente sulla zona bassa. Parti sempre da terra con le mani lungo il corpo e le gambe a squadra. Da questa posizione solleva il bacino oscillando all'indietro con le gambe, contrai gli addominali e ritorna alla posizione iniziale.

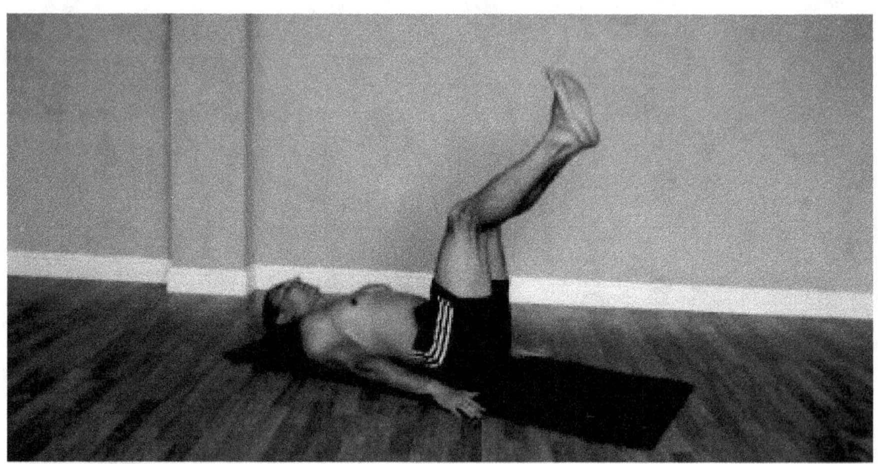

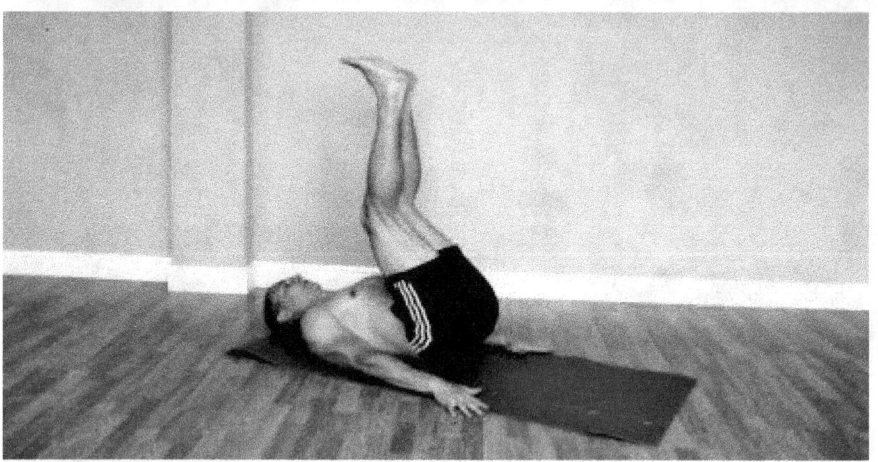

Crunch libretto

È tra gli esercizi più impegnativi di questa prima fase. Sdraiati a terra con le gambe distese e sollevate dal pavimento e le braccia tenute distese dietro la testa. Da questa posizione chiuditi a libro portando le mani a toccare i piedi in posizione alta. Ritorna nella posizione iniziale facendo attenzione a non far mai toccare terra a mani e piedi.

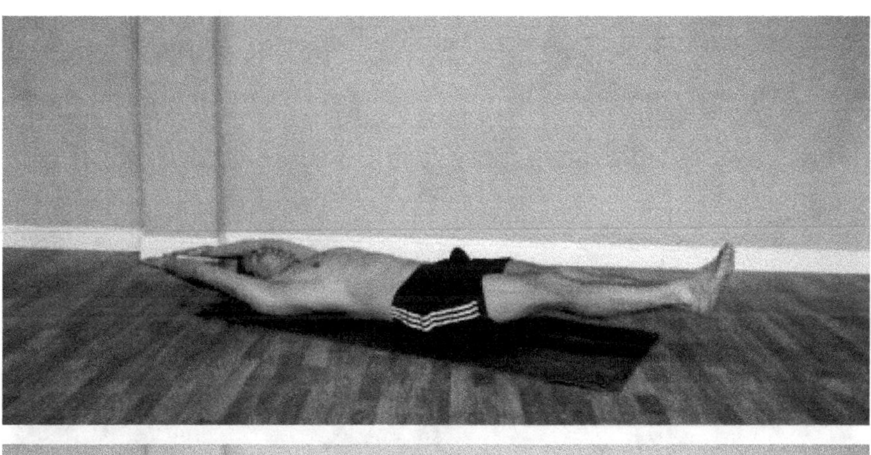

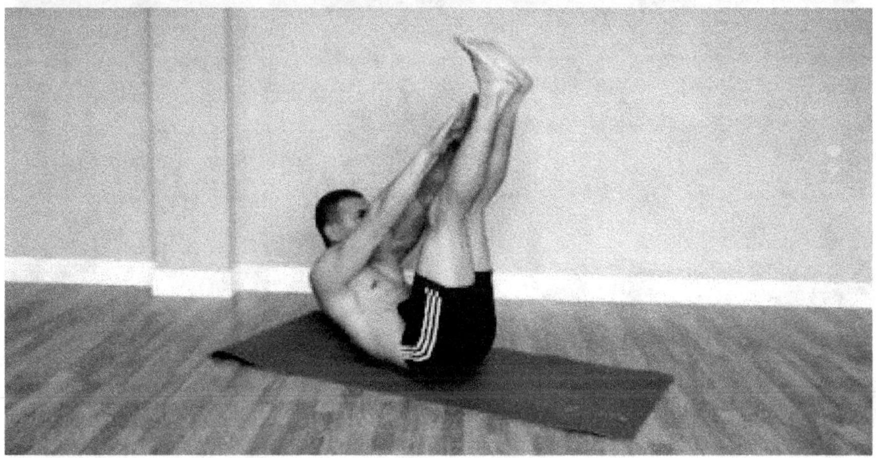

Crunch obliqui Gomito/Ginocchio

Il Crunch obliquo Gomito/Ginocchio è l'esercizio con cui enfatizzerai il lavoro sui muscoli obliqui dell'addome. Sdraiati a terra con una gamba piegata e poggiata al pavimento, l'altra sollevata. Una mano è posta dietro la nuca (quella controlaterale alla gamba sollevata) e l'altra lungo il corpo. Da questa posizione di partenza solleva il busto ruotandolo leggermente in modo che il gomito della mano dietro la nuca vada a toccare il ginocchio della gamba che era sollevata. Con l'ausilio visivo delle figure ti sarà tutto più chiaro!

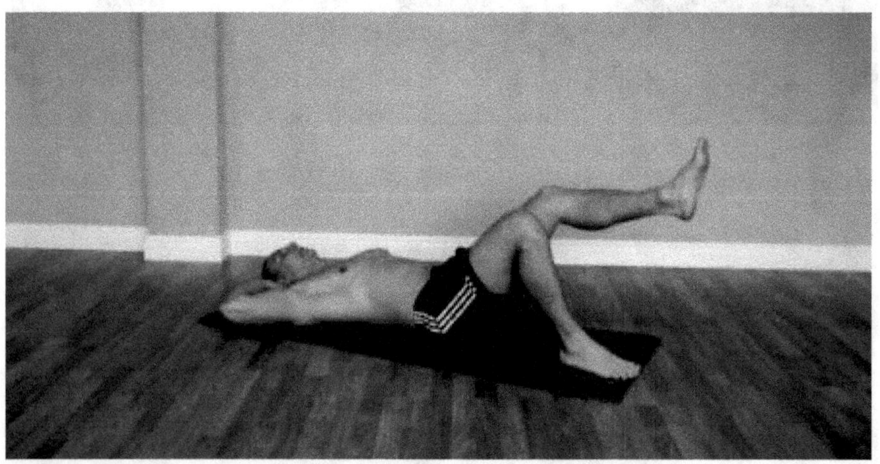

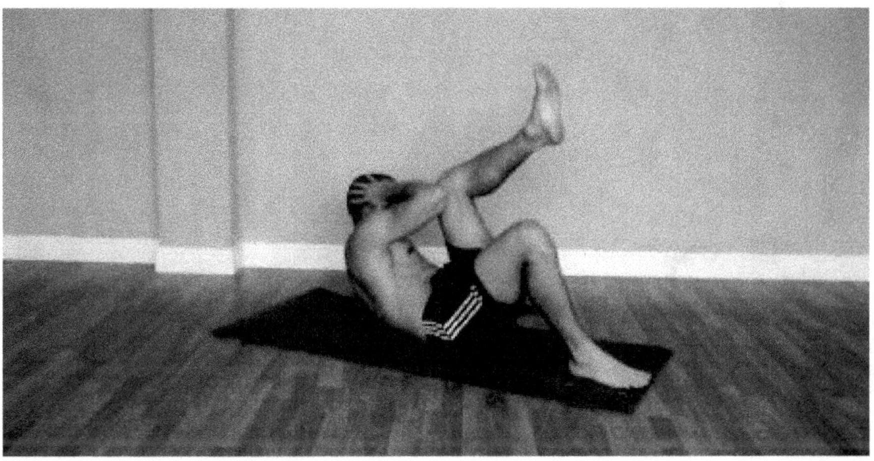

Ponte in isometria

Il Ponte in isometria è un esercizio fondamentale per il nostro percorso, perché è la base di altri numerosi esercizi che vedremo anche nelle fasi successive. L'esercizio è semplice e prevede che tu mantenga la posizione del ponte per il tempo che sarà indicato nel programma d'allenamento. Il *Ponte in isometria Semplificato* parte appoggiando i gomiti al pavimento,

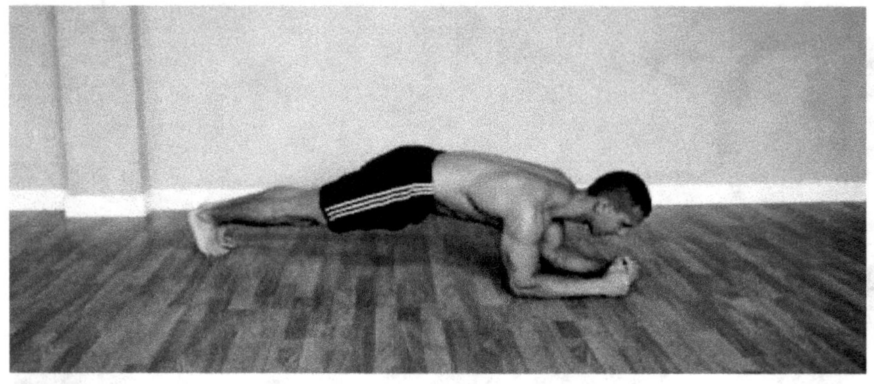

quello *Intermedio* appoggiando le mani al pavimento,

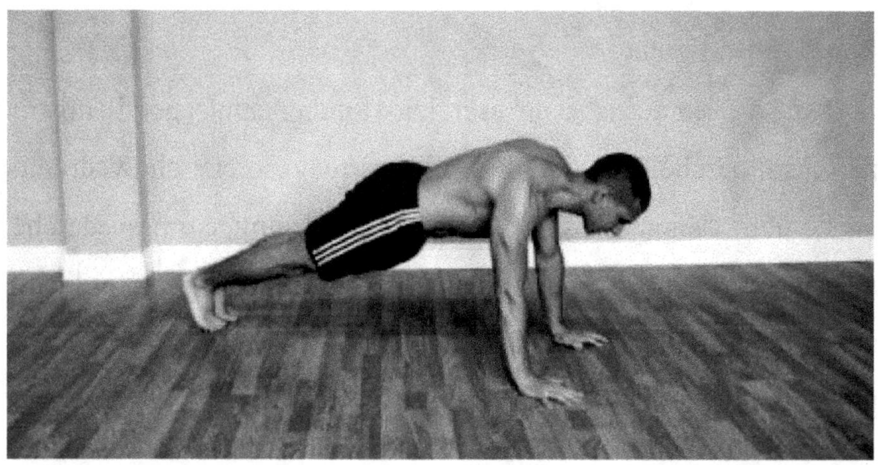

quello *Avanzato* portando le mani molto avanti rispetto al capo.

In ognuna di queste varianti dovrai tenere il corpo allineato al pavimento e contrarre al massimo la regione centrale del tuo corpo.

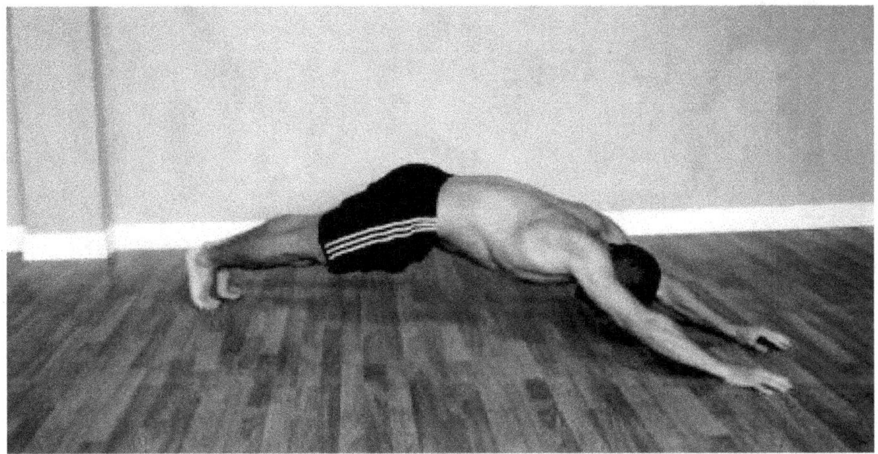

Calciata in ponte

Dalla posizione di ponte dovrai portare un ginocchio verso il petto. Esegui l'esercizio prima da un lato e poi dal lato opposto.

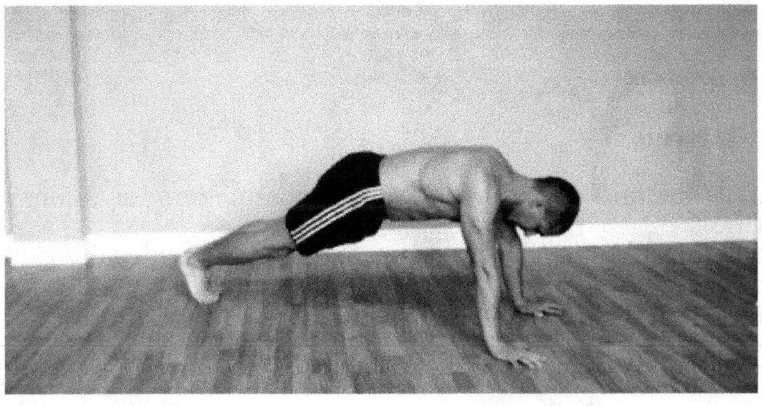

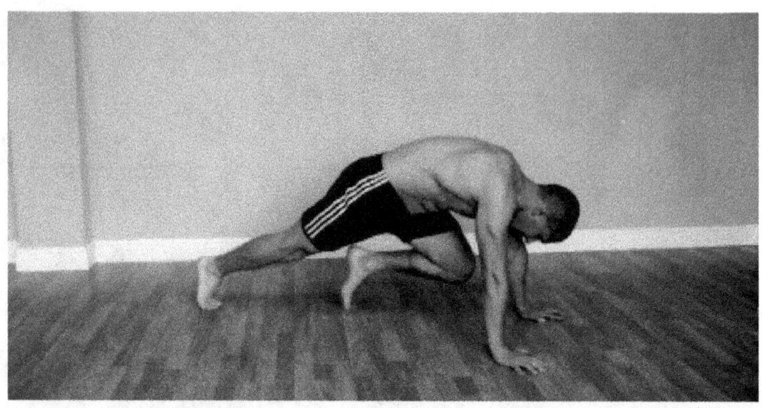

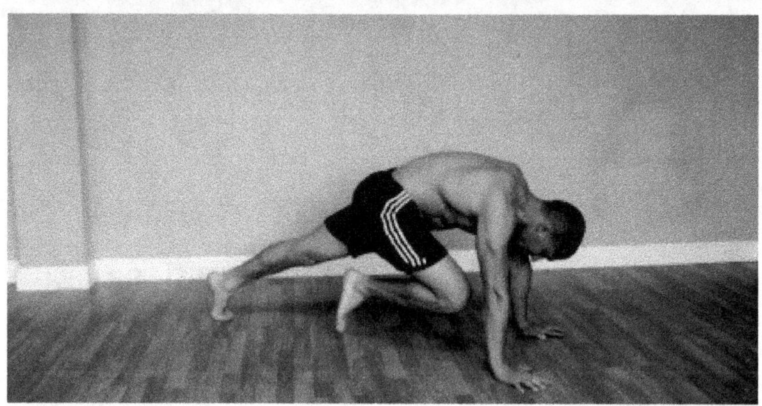

Ponte laterale

Il Ponte laterale è l'esercizio che ti permetterà di allenare la muscolatura obliqua. Distenditi a terra lateralmente, e da questa posizione solleva il bacino contraendo al massimo i muscoli obliqui del tronco. Puoi eseguire l'esercizio con il gomito appoggiato, come nelle figure seguenti:

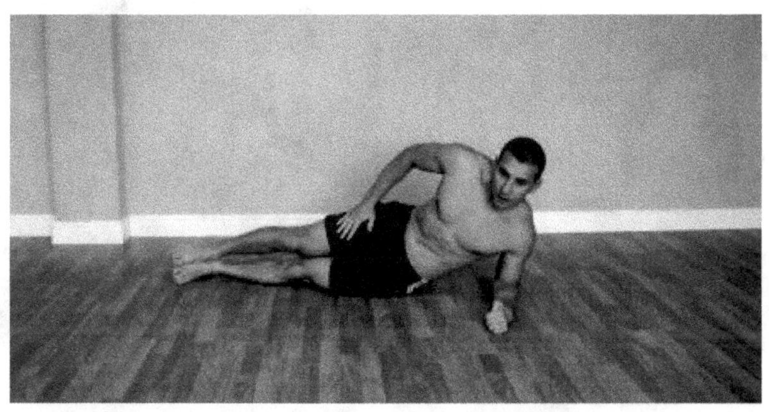

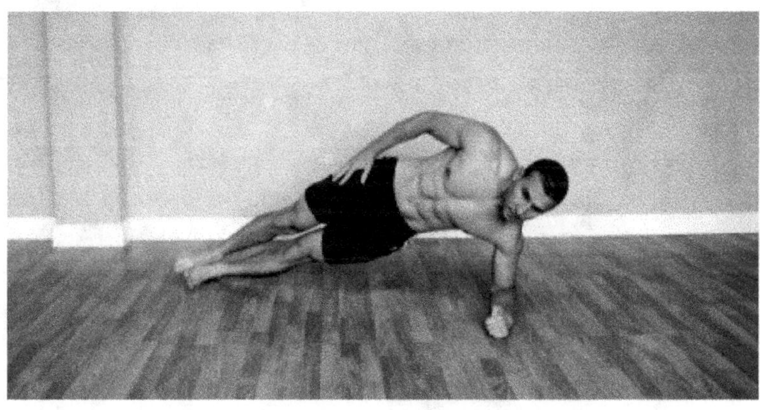

O, se te la senti, con il braccio disteso e la mano appoggiata al pavimento.

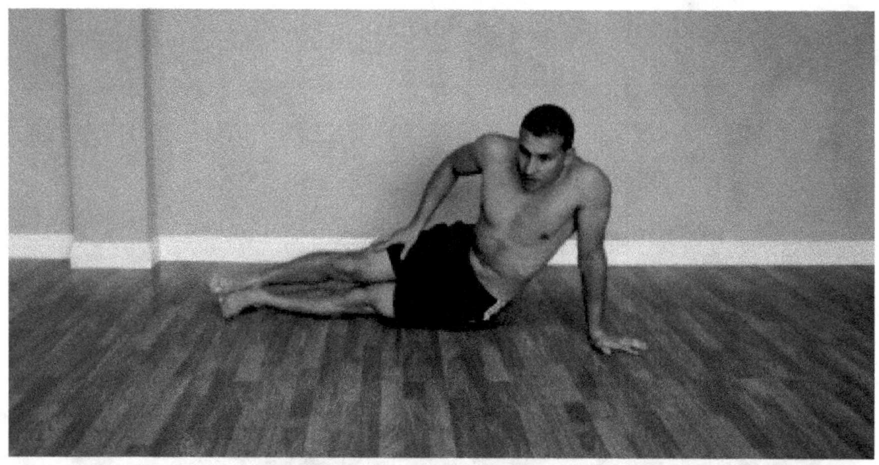

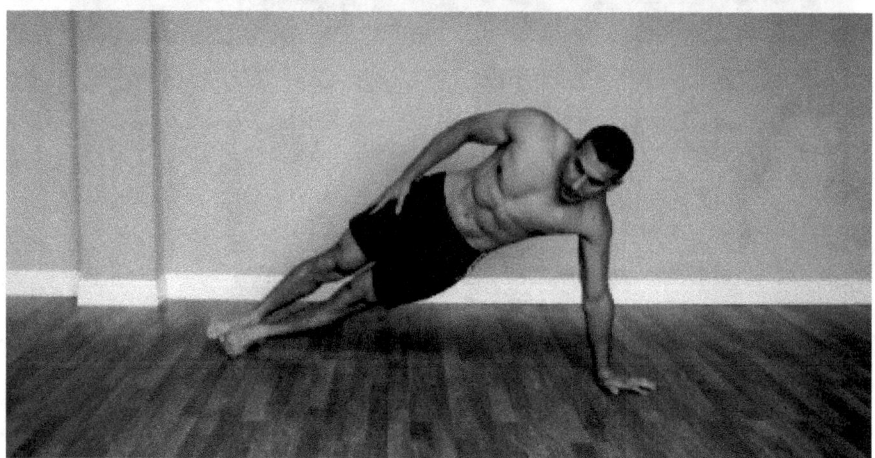

Portata Obliqua della Gamba dal ponte

Parti dalla posizione del Ponte in isometria avanzato, però appoggiando i piedi su un rialzo (una panchetta o una sedia). Da questa posizione staccando un piede dall'appoggio porta la gamba in direzione del braccio controlaterale, ruotando leggermente con il bacino verso l'interno. Ritorna in posizione iniziale e riparti con una nuova ripetizione.

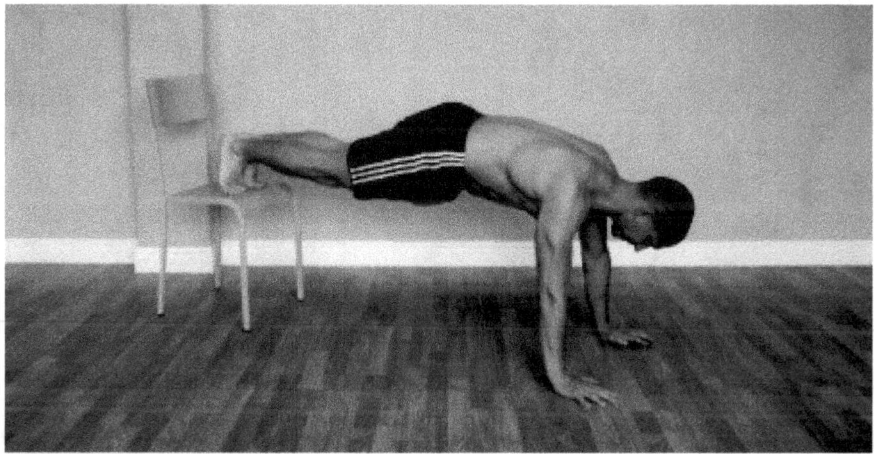

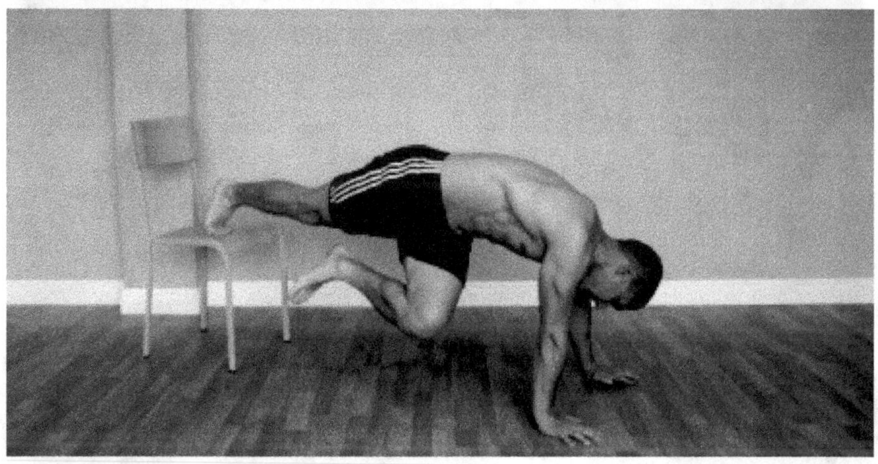

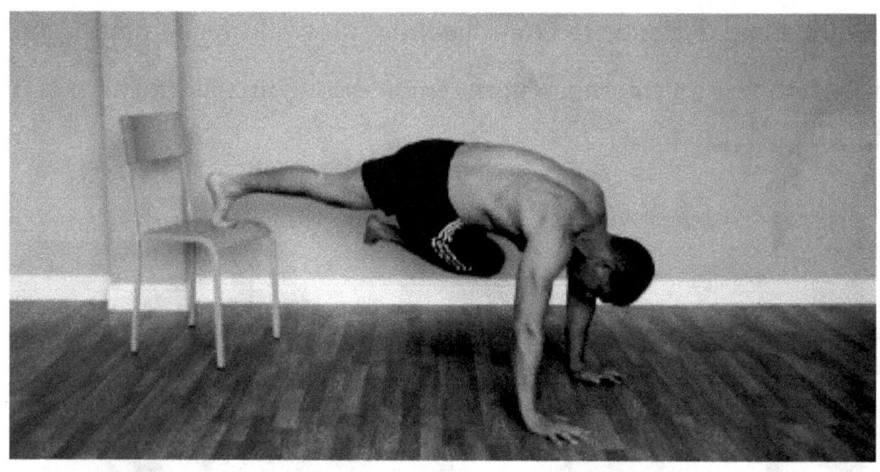

Bicicletta da seduto

Esercizio impegnativo con cui allenare tutta la regione addominale (compresi flessori). Siediti a terra con le gambe distese in avanti, da questa posizione inclina leggermente indietro il busto, solleva le gambe dal pavimento e inizia a simulare il gesto della pedalata in bicicletta.

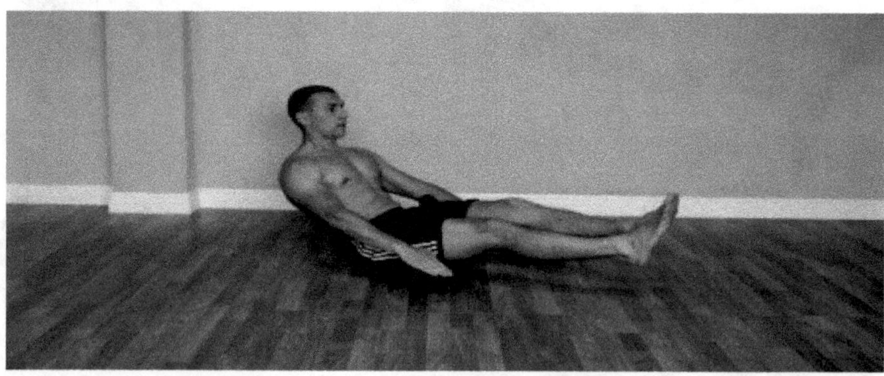

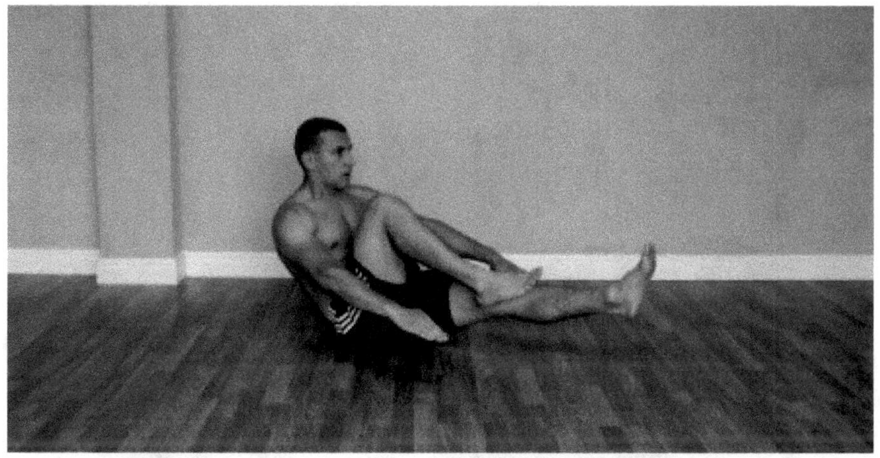

Ponte in camminata

Questa è la versione successiva al Ponte in isometria e prevede un lavoro totale di tutto il corpo. Da in piedi, fletti il busto e con le mani vai a toccare il pavimento. Se sei rigido, piega pure le ginocchia quanto basta. Da questa posizione cammina con le mani lungo il pavimento distendendoti a terra. Cerca di raggiungere la posizione più allungata che riesci. Arrivato a questo punto, blocca la posizione per un secondo e ritorna indietro con lo stesso movimento che hai fatto all'inizio.

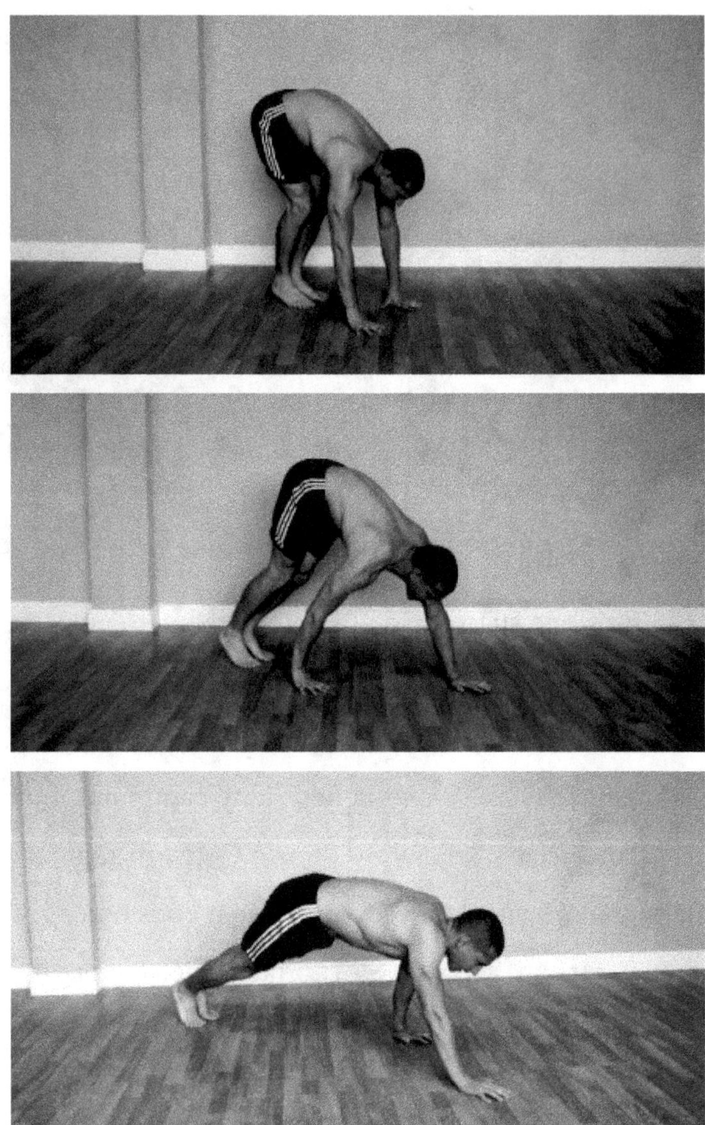

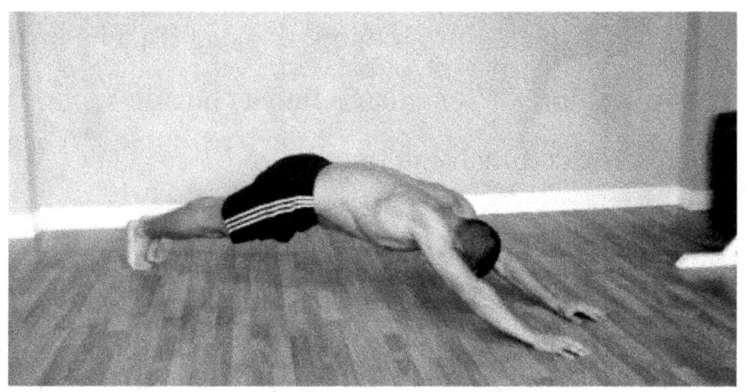

SEGRETO n. 9: gli esercizi del livello Principiante sono fondamentali per procedere per gradi e non incorrere in spiacevoli infortuni.

I programmi d'allenamento del Metodo IBER per Principiante

Tutti i programmi descritti sono delle linee guida: utilizzali per creare il programma più adatto alle tue caratteristiche. Nel senso che se noti che qualche esercizio inserito ti risulta troppo facile o troppo difficile, nessuno ti vieta di sostituirlo con esercizi più congeniali alle tue caratteristiche atletiche. Quello che devi mantenere invariato, è la struttura del programma.

Allenati sfruttando questi programmi, o magari anche sfruttando tue particolari routine d'allenamento fino a che non sei in grado di superare il Test Addominali Intermedio.

Primo Programma d'allenamento-*Sforzi Ripetuti*

Questo primo programma che ti mostro è indicato per iniziare il tuo percorso verso un addome più scolpito.

Dovrai allenare i tuoi addominali almeno tre volte la settimana, soprattutto se vuoi accelerare i tuoi miglioramenti. Alterna i giorni d'allenamento cercando di praticarli per quante più volte riesci alla settimana. In ogni allenamento eseguirai tre esercizi di addominali in cui eseguirai il primo esercizio con delle serie da 4x20'', un secondo con 4x50'' e un terzo con 4x60'' (quando è segnato un esercizio in isometria manterrai per quel tempo l'esercizio, quando è segnato un esercizio in movimento, lo eseguirai effettuando tutte le ripetizioni che ti vengono in 60" di lavoro). Recupera 45 minuti tra una serie e l'altra, e un minuto tra un esercizio e l'altro. Tieni questo programma per circa quattro settimane, poi passa al successivo.

Se hai la possibilità, abbina a questo programma anche esercizi per il resto del corpo, come il corpo libero, lo *squat*, gli affondi, piegamenti a terra e trazioni alla sbarra.

Giorno 1

- Crunch libretto 4x20 rec. 45”.
- Crunch 4x50 rec. 45”.
- Ponte in isometria 4x60” 45”.

Giorno 2

- Ponte laterale 4x10xlato rec. 45”.
- Calciata in Ponte 4x50 (50 totali eseguiti alternati) rec. 45”.
- Ponte in Camminata 4x60 rec. 45”.

Secondo Programma d’Allenamento-*Tabatà Training*

In questo secondo mesociclo di lavoro lavorerai con il famoso allenamento in stile Tabatà, ideale per migliorare ulteriormente la tua forma fisica.

In questo mese dovrai allenare gli addominali per quante più volte riuscirai alla settimana. In ogni allenamento eseguirai tre esercizi di addominali eseguiti con la modalità del *Tabatà*. Cosa devi fare? Esegui ogni esercizio indicato in questa modalità: esegui in 20 secondi di lavoro il maggior numero di ripetizioni possibili, recupera 10 secondi, e riparti. Continua così per un totale di otto volte. In tutto saranno quattro minuti di duro lavoro (20" di lavoro+10"di pausa) x8 volte. Recupera due minuti e passa all'esercizio successivo. Se hai la possibilità, abbina a questo programma anche esercizi come *squat*, affondi, piegamenti a terra e trazioni alla sbarra.

Giorno 1

- Crunch libretto (20"di lavoro+10"di pausa) x8.
- Crunch Obliquo gomito ginocchio (20"x lato di lavoro+10"di pausa) x8.
- Ponte Laterale (20"lato di lavoro+10"di pausa)x8.

Giorno 2

- Portata Obliqua della Gamba dal Ponte (20"x lato di lavoro+10"di pausa) x8.
- Bicicletta da seduto(20"di lavoro+10"di pausa) x8.
- Ponte in Camminata (20"di lavoro+10"di pausa) x8.

SEGRETO n. 10: se gli esercizi per il Metodo IBER Principiante sono troppo semplici o impegnativi per il tuo livello atletico, variali con esercizi più congeniali alle tue caratteristiche. Mantieni i programmi per circa 4 settimane, dopodiché variali cambiando esercizi o inserendo tue routine d'allenamento.

RIEPILOGO DEL CAPITOLO 2:

- SEGRETO n. 7: puoi adottare il Metodo IBER per Principiante se non pratichi sport da almeno 4-6 mesi, se sei in sovrappeso, se hai avuto recentemente problemi alla bassa schiena o non hai la capacità di superare il Test Addominali Principiante.
- SEGRETO n. 8: il Test Addominali Principiante consiste nell'eseguire in successione 50 Crunch, 20 Ponti in camminata e 20 Crunch a libretto. Soltanto quando sarai in grado di superare questo Test potrai accedere agli esercizi e programmi del livello Intermedio.
- SEGRETO n. 9: gli esercizi del livello Principiante sono fondamentali per procedere per gradi e non incorrere in spiacevoli infortuni.
- SEGRETO n. 10: se gli esercizi per il Metodo IBER Principiante sono troppo semplici o impegnativi per il tuo livello atletico, variali con esercizi più congeniali alle tue caratteristiche. Mantieni i programmi per circa 4 settimane, dopodiché variali cambiando esercizi o inserendo tue routine d'allenamento.

CAPITOLO 3:
Come affrontare il Metodo IBER Intermedio

Siamo giunti alla seconda fase del Metodo IBER, quella Intermedia. Scopo di questa fase sarà consolidare i risultati ottenuti nella prima parte del periodo d'allenamento e farti migliorare ancora di più da un punto di vista atletico ed estetico.

Questa fase è quindi indicata se:

- ti sei allenato con il Metodo IBER Principianti e hai superato il Test Addominali Principianti;
- ti alleni già da tempo e non hai avuto difficoltà a superare il Test Addominali Principianti;
- non sei in grado di superare il Test Addominali Intermedio;
- non hai problemi lombari: infatti molti esercizi funzionali per l'addome richiamano anche l'intervento dei flessori dell'anca che potrebbero influire su infiammazioni o vecchi problemi alla tua bassa schiena.

SEGRETO n. 11: il Metodo IBER Intermedio è adatto a te se hai la capacità di superare il Test Addominali Principiante e se non presenti nessun dolore alla zona lombare. È anche adatto a te se non disponi della forma atletica necessaria a farti superare il Test Addominali Intermedio.

Che cos'è il Test Addominali Intermedio

È il test che ti permetterà di accedere al livello Avanzato del Metodo IBER, e fino a quando non riuscirai a superarlo, il mio consiglio è di non provare gli esercizi di quel livello. Il tuo compito sarà quello di allenarti per superare il Test Addominali Intermedio. Una volta superato, vorrà dire che sarai migliorato ulteriormente e avrai un'ottima condizione atletica.

Il **Test Addominali Intermedio** è semplice, e consiste nel completare in successione questa sequenza di esercizi:

- 10 Sollevamento Bacino su sedia;

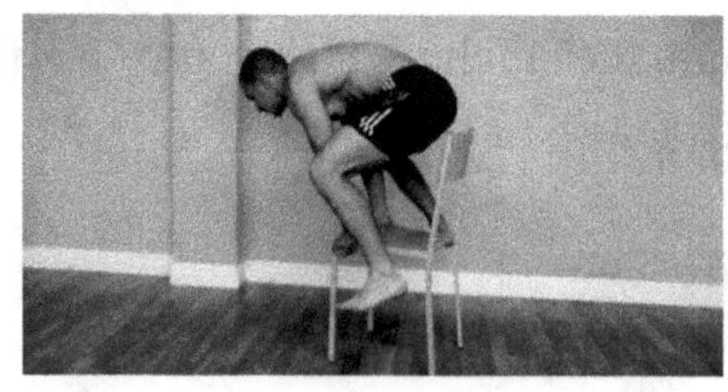

- 30” Tuck Planche,

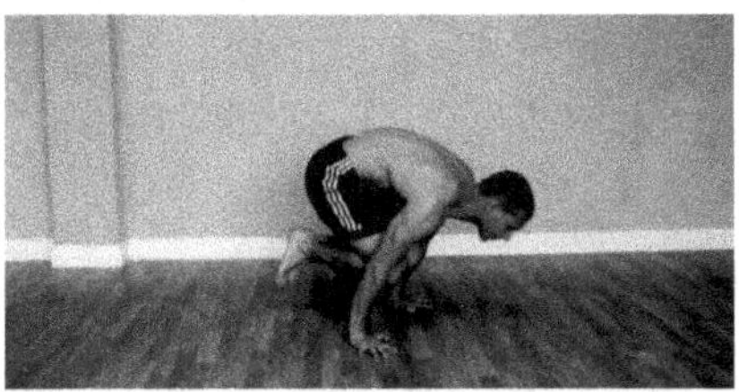

- 30” L-sit.

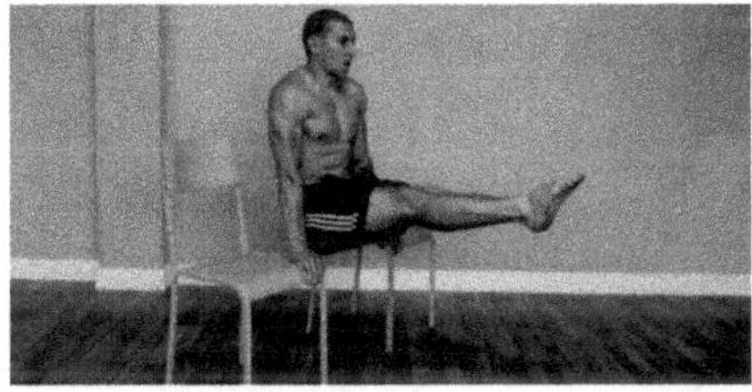

Solo quando sarai in grado di superare questa sequenza di esercizi potrai accedere al livello del Metodo IBER Avanzato.

SEGRETO n. 12: solo quando supererai il Test Addominali Intermedio, che prevede l’esecuzione di 10 Sollevamenti Bacino su sedia, 30” di Tuck Planche e 30” di L-sit, potrai accedere alla fase successiva.

Gli Esercizi Base del Metodo IBER Intermedio sono i seguenti:

- Sit-up.

- Frog Stand.
- Tuck Planche.
- L-sit.
- Tenuta isometrica in sospensione.
- Sollevamento bacino su sedia.

Vediamoli nel dettaglio.

Sit-up

Esercizio impegnativo con cui allenare in modo completo gli addominali. Sdraiati a terra con le gambe distese e le mani in avanti. Da questa posizione, senza sollevare né piedi né gambe dal pavimento, solleva il busto fino ad arrivare in una posizione seduta. Ridiscendi lentamente riportandoti alla posizione iniziale.

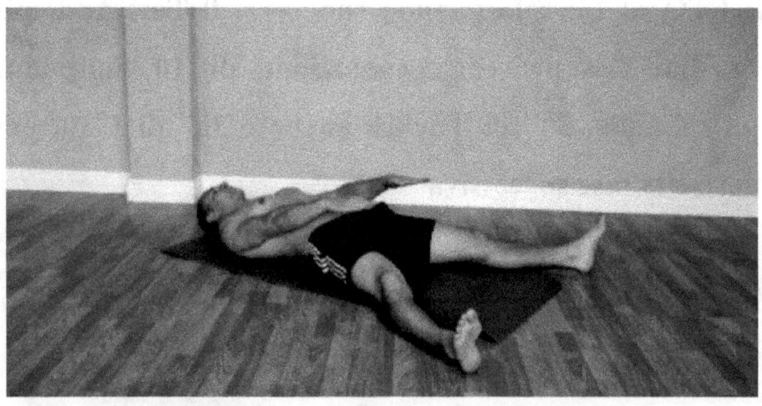

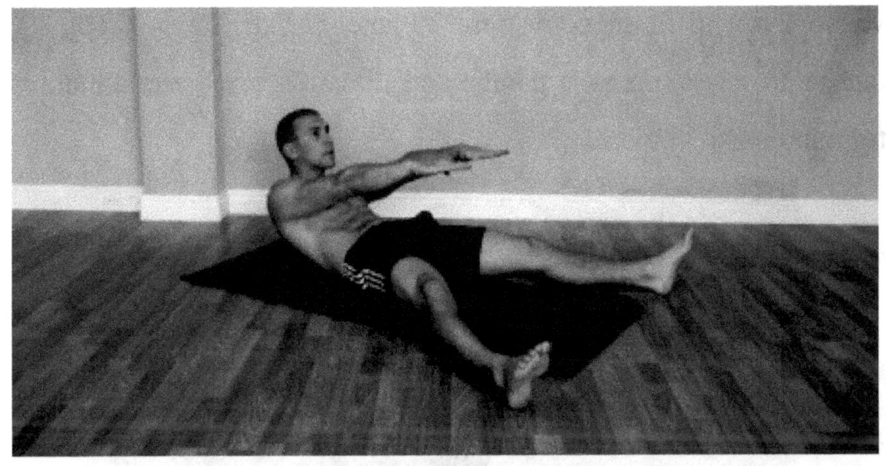

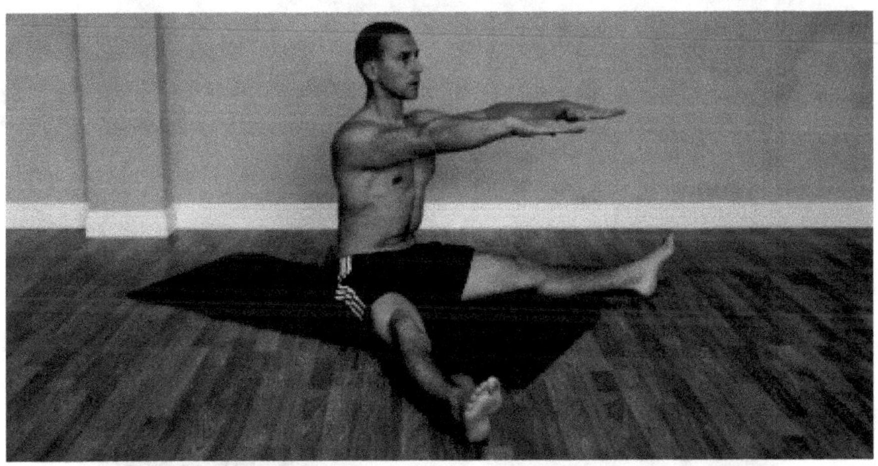

Frog Stand

Questo è uno degli esercizi più importanti di questa fase, perché impararlo a fare correttamente ti permetterà di passare alle versioni più difficili, come fare i Planche. Parti da in piedi, da questa posizione piega le gambe andando ad appoggiare la mani a terra in mezzo ai piedi.

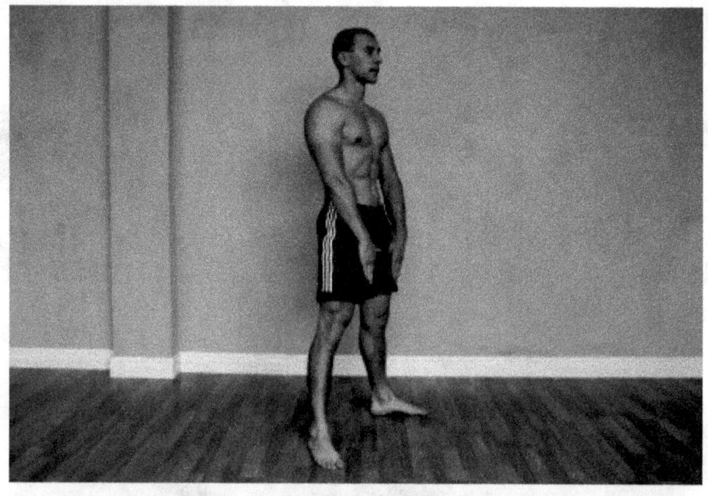

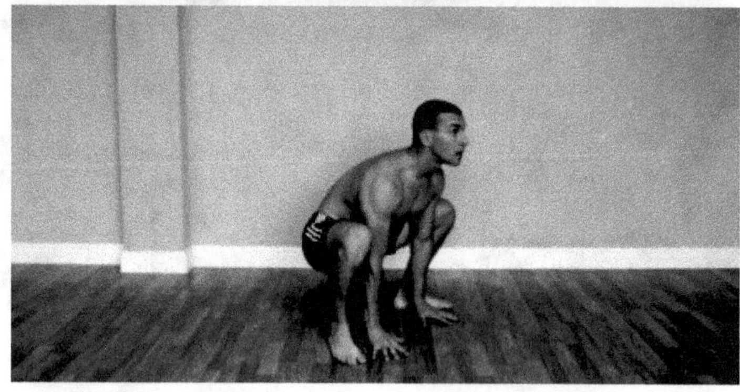

Ora, sbilanciati in avanti e stacca i piedi dal pavimento, cercando di rimanere in equilibrio. I gomiti poggiano sull'interno coscia agevolandoti nel mantenere la posizione. Per evitare di sbattere la testa o il naso contro il pavimento, puoi metterti davanti un asciugamano o un cuscino, in modo da attenuare la tua caduta se per caso ti sbilanciassi troppo in avanti e non riuscissi più a riprendere la posizione corretta.

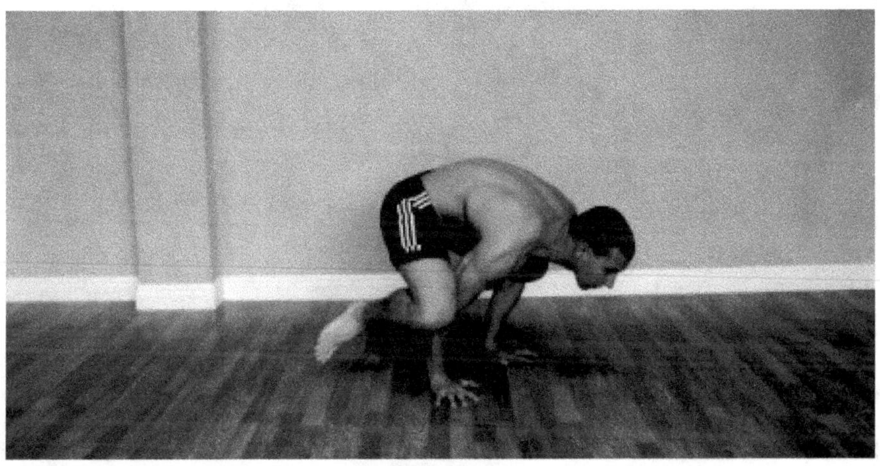

Tuck Planche

Esercizio successivo al Frog Stand. Esercizio non semplice da imparare, soprattutto vista la richiesta di grande forza degli addominali, delle spalle e di polsi mobili per essere eseguito correttamente. Il Tuck Planche consiste nel rimanere in equilibrio sulle mani, con i piedi staccati dal pavimento e con le ginocchia poste sotto il busto. Devi cercare di mantenere la posizione almeno un minuto per passare alla versione successiva.

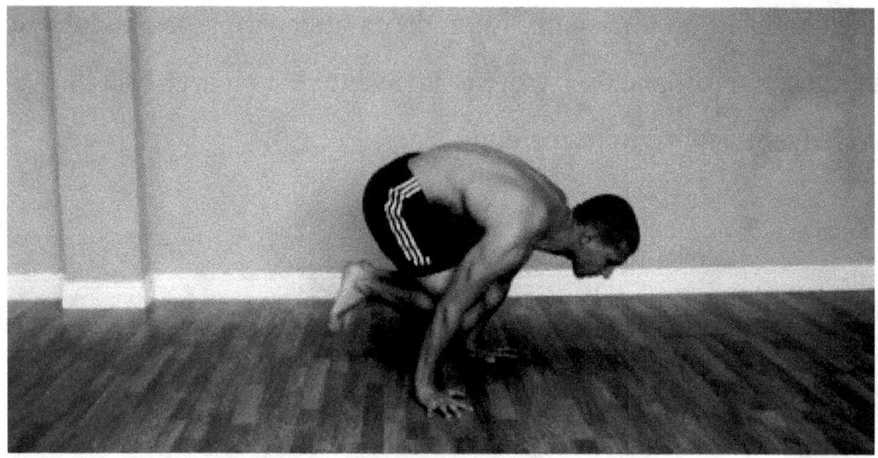

L-Sit

Anche questo è un esercizio che richiede grande capacità fisica per essere eseguito. Quello che ti consiglio all'inizio è di provare la versione facilitata con le gambe piegate. In questo modo avrai meno carico sull'addome e l'esercizio risulterà più semplice. Lo puoi eseguire a terra con le mani in appoggio sul pavimento o ancor meglio poggiando le mani su due rialzi (che possono essere anche due sedie, come si può vedere dalle immagini). Appoggia le mani sulle sedie, distendi le braccia e solleva le ginocchia in posizione parallela o leggermente superiore al pavimento.

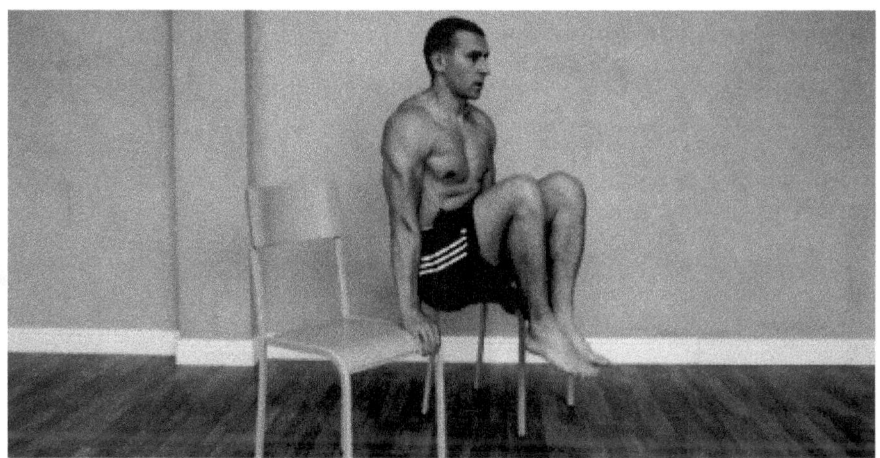

La versione completa prevede di distendere completamente le gambe, in modo da formare la famosa “L” tra busto e arti inferiori. Un buon risultato è mantenere tale posizione per oltre un minuto.

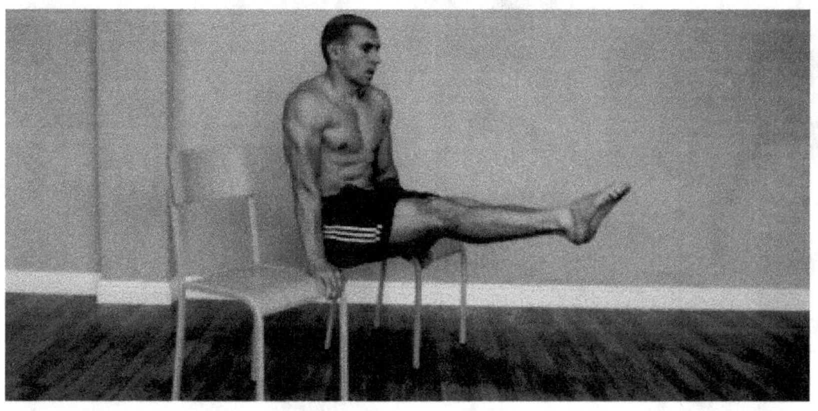

Tenuta isometrica in sospensione

Esercizio ideale per rinforzare tutta la regione centrale del corpo.

Gli addominali in questo esercizio saranno interessati come non mai. Per eseguire questo esercizio userai lo schienale di due sedie. Questo è il primo esercizio propedeutico per poi andare a imparare a eseguire il Front-Lever su due sedie. Afferra saldamente lo schienale delle sedie e con decisione solleva i glutei portando le ginocchia al petto. Mantieni per più secondi possibile la posizione.

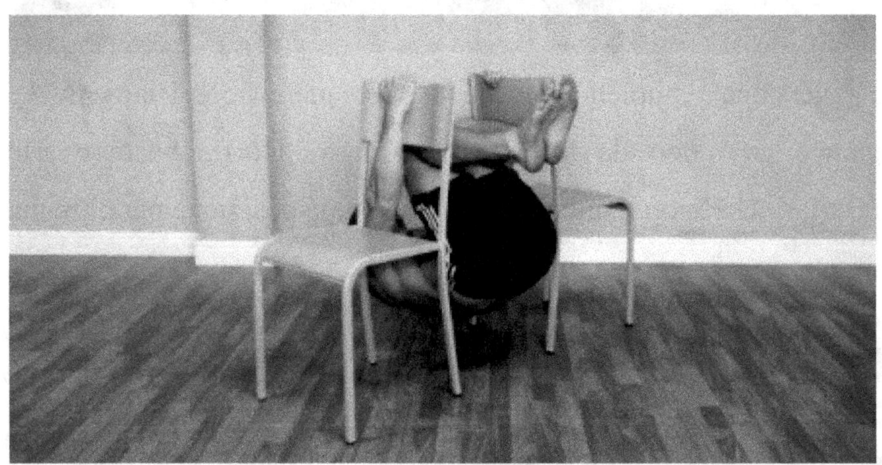

Per rendere più difficile l'esercizio è possibile spostare le ginocchia in avanti, in questo modo avrai più carico sugli addominali e otterrai un ulteriore incremento della loro forza.

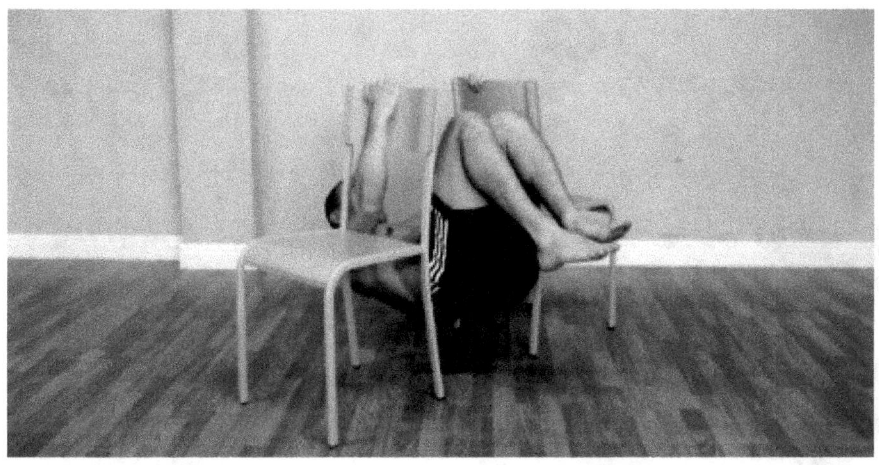

Sollevamento bacino su sedia

Esercizio molto coinvolgente per tutto l'addome.

Appoggiati sulla seduta anteriore di una sedia e distendi completamente le braccia. Da questa posizione solleva il bacino sbilanciandoti in avanti. Ridiscendi controllando il movimento e senza appoggiarti completamente sulla sedia.

Durante il movimento le braccia dovrebbero rimanere completamente distese. È la forza generata dai tuoi addominali che ti permetterà di staccare i glutei dalla sedia e sollevarli.

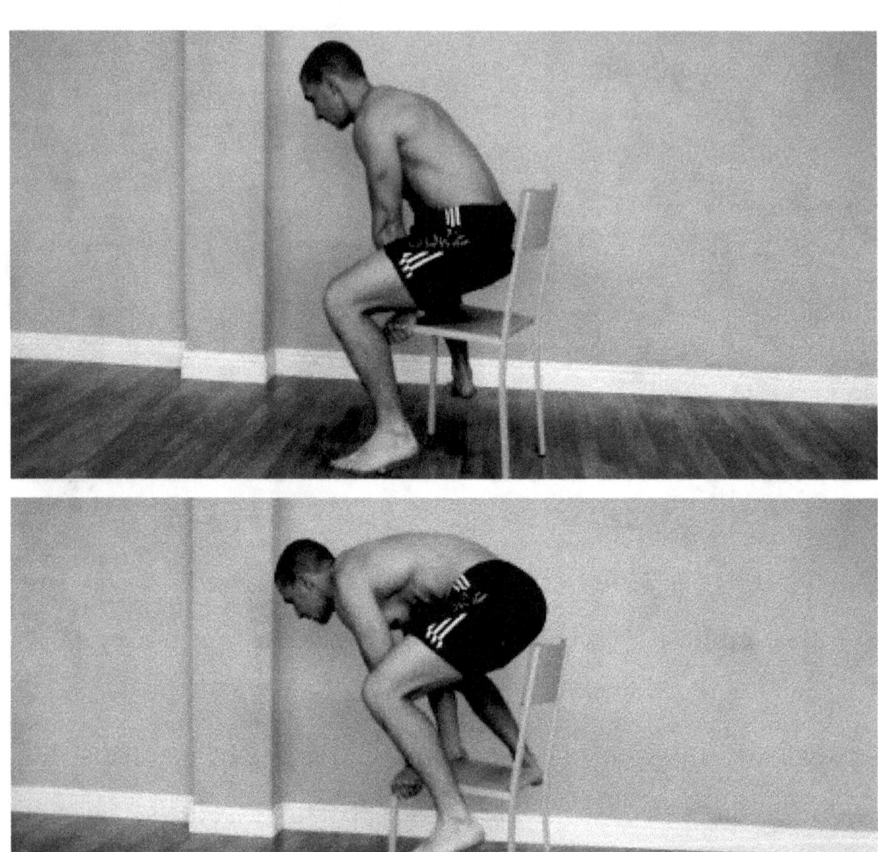

SEGRETO n. 13: il livello Intermedio prevede l'esecuzione di esercizi molto complessi. Compongono questo livello esercizi come il Sit-up, il Frog Stand, i Tuck Planche, lo L-Sit, la Tenuta isometrica in sospensione e il Sollevamento bacino su

sedia.

I programmi d'allenamento del Metodo IBER Intermedio

Tutti i programmi che ti ho impostato anche in questa fase sono delle linee guida, utilizzali per creare il programma più adatto alle tue caratteristiche. Nel senso che se noti che qualche esercizio inserito ti risulta troppo facile o troppo difficile nessuno ti vieta di sostituirlo con esercizi più congeniali alle tue caratteristiche atletiche. Quello che devi mantenere invariato è la struttura del programma.

Allenati sfruttando questi programmi, o magari anche sfruttando tue particolari routine d'allenamento fino a che non sei in grado di superare il Test Addominali Intermedio.

Primo Programma d'allenamento-*Sforzi Ripetuti*

Questo primo programma è indicato per continuare nel tuo percorso verso un addome più scolpito. Ovviamente in questa fase introdurremo esercizi più impegnativi.

Dovrai allenare i tuoi addominali almeno tre volte la settimana, soprattutto se vuoi accelerare i tuoi miglioramenti. Alterna i giorni d'allenamento cercando di praticarli per quante più volte riesci alla settimana. In ogni allenamento eseguirai tre esercizi di addominali. Obiettivo: cercare di completare le serie con le ripetizioni (o tenute isometriche) indicate. Continua con questo programma fino a che non riesci a completarlo con facilità, poi passa al successivo o inserisci esercizi di difficoltà superiore e ripetili per altre quattro-cinque settimane.

Abbina a questo allenamento, se hai la possibilità, anche esercizi per il resto del corpo, in modo da ottimizzare tutto il programma.

Giorno 1

- Sit-up 4x20 rec. 1'.
- Frog Stand 4x20" rec. 1'.
- Sollevamento bacino su sedia 4x10 rec. 1'.

Giorno 2

- L-Sit facilitato 4x20".
- Frog Stand 4x20".
- Tenuta isometrica in sospensione 4x20".

Secondo Programma d'allenamento-*Metodo 6xmax*

Il secondo programma che ti mostro in questa fase sarà molto impegnativo e darà nuovi stimoli al tuo corpo.

Dovrai allenare come sempre i tuoi addominali almeno tre volte la settimana. Alterna i giorni d'allenamento cercando di praticarli per quante più volte riesci alla settimana. In questo programma dovrai eseguire sei serie per ogni esercizio proposto e dovrai svolgerle con il maggior numero di ripetizioni che riuscirai a eseguire in forma "pulita", senza perdere la tecnica corretta. Negli esercizi in isometria dovrai mantenere la posizione per più secondi possibile.

Tieni questa routine fino a che non riesci a raggiungere le ripetizioni o i secondi segnati tra parentesi, dopodiché, se non riesci ancora a superare il Test Addominali Intermedio, continua con questi esercizi creandoti un programma tuo aggiungendo esercizi di difficoltà superiore.

Giorno 1

- Sollevamento bacino su sedia 6xmax (20) rec. 45".

- Frog Stand 6xmax" (60") rec. 45".
- L-sit 6xmax (45") rec. 45".

Giorno 2

- Tenuta isometria in sospensione 6xmax (45") rec. 45".
- Frog Stand 6xmax" (60") rec. 45".
- Sit-up 6xmax (40) rec. 45".

SEGRETO n. 14: i programmi impostati in questa fase sono molto impegnativi. Per far sì che possano permetterti di migliorare, eseguili sempre con la tecnica corretta. Quando la tecnica decade, interrompi la serie. Mantieni i programmi per circa 4 settimane, dopodiché variali cambiando esercizi o inserendo tue routine d'allenamento.

RIEPILOGO DEL CAPITOLO 3:

- SEGRETO n. 11: il Metodo IBER Intermedio è adatto a te se hai la capacità di superare il Test Addominali Principiante e se non presenti nessun dolore alla zona lombare. È anche adatto a te se non disponi della forma atletica necessaria a farti superare il Test Addominali Intermedio.
- SEGRETO n. 12: solo quando supererai il Test Addominali Intermedio, che prevede l'esecuzione di 10 Sollevamenti Bacino su sedia, 30" di Tuck Planche e 30" di L-sit, potrai accedere alla fase successiva.
- SEGRETO n. 13: il livello Intermedio prevede l'esecuzione di esercizi molto complessi. Compongono questo livello esercizi come il Sit-up, il Frog Stand, i Tuck Planche, lo L-Sit, la Tenuta isometrica in sospensione e il Sollevamento bacino su sedia.
- SEGRETO n. 14: i programmi impostati in questa fase sono molto impegnativi. Per far sì che possano permetterti di migliorare, eseguili sempre con la tecnica corretta. Quando la tecnica decade, interrompi la serie. Mantieni i programmi per circa 4 settimane, dopodiché variali cambiando esercizi o inserendo tue routine d'allenamento.

CAPITOLO 4:
Come affrontare il Metodo IBER Avanzato

Siamo giunti alla terza e ultima fase di questo manuale! Ti appresterai ora ad affrontare la **fase Avanzata del Metodo IBER**, una fase molto impegnativa con cui andare ad allenare i tuoi addominali. Scopo di questa fase sarà quello di farti ottenere addominali che pochi possono vantare di avere. Se riuscirai a superare questo livello, ti assicuro che tutti ti guarderanno con invidia per gli addominali che avrai ottenuto e per gli esercizi che sarai in grado di mettere in pratica!

Questa fase è quindi indicata se:

- ti sei allenato con il Metodo IBER Intermedio e hai superato il Test Addominali Intermedio;
- ti alleni già da tempo e non hai avuto difficoltà a superare il Test Addominali Intermedio;
- non sei in grado di superare il Test Addominali Avanzato;
- non hai problemi lombari: infatti molti esercizi funzionali per

l'addome richiamano anche l'intervento dei flessori dell'anca che potrebbero influire su infiammazioni o vecchi problemi alla tua bassa schiena.

SEGRETO n. 15: il Metodo IBER Avanzato è adatto a te se hai la capacità di superare il Test Addominali Intermedio e se non presenti nessun dolore alla zona lombare. È anche adatto a te se non disponi della forma atletica necessaria a farti superare il Test Addominali Avanzato.

Che cos'è il Test Addominali Avanzato

È il test che ti permetterà di concludere il Metodo IBER e di raggiungere gli obiettivi che ti eri prefissato. Il Test Addominali Avanzato è l'atto conclusivo del mio lavoro, e se riuscirai a completarlo, non posso che farti i miei più sinceri complimenti per la forma atletica che avrai raggiunto. Una volta superato, non significa che avrai finito di allenarti, ma potrai tranquillamente usare gli esercizi di questa fase per trovare ulteriori versioni avanzate degli esercizi proposti.

Il Test Addominali Avanzato è molto impegnativo, e consiste nel completare in successione questa sequenza di esercizi:

- 30" Front-Lever su sedie;

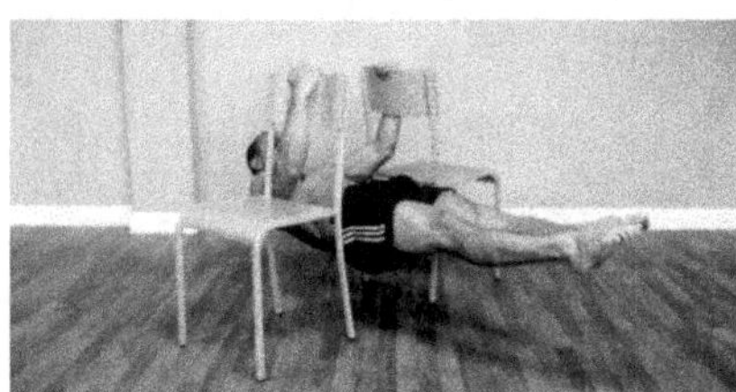

- 30" Planche;

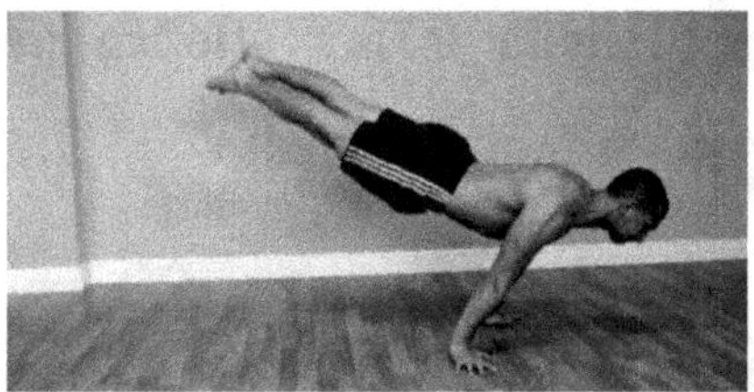

- 30" V-sit.

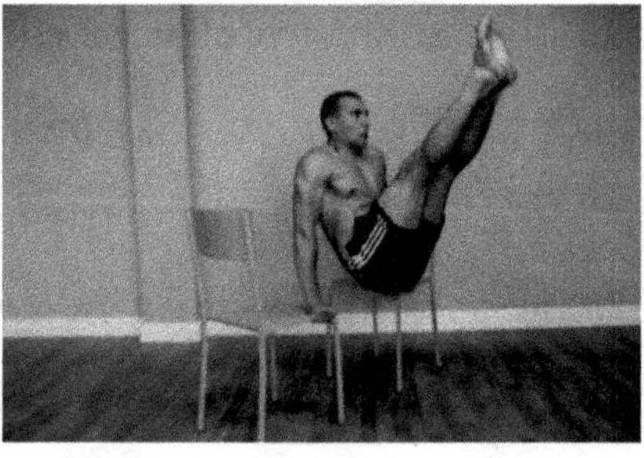

Quando riuscirai a eseguire in successione questi 3 esercizi per i tempi indicati avrai superato la fase Avanzata del Metodo IBER.

SEGRETO n. 16: il Test Addominali Avanzato prevede di superare in sequenza 30" di Front-Lever su sedie, 30" di Planche e 30" di V-Sit. Quando riuscirai a superarlo avrai completato il Metodo IBER.

Gli Esercizi Base del Metodo IBER Avanzato sono:

- Tuck Planche Avanzato.
- Tuck Planche in movimento.
- Front-Lever su sedie.
- Planche.
- V-Sit.

Tuck Planche Avanzato

È l'esercizio successivo al Tuck Planche. In questa versione, partendo dalla posizione del Tuck Planche, devi cercare di sollevare i glutei e arretrare sulle ginocchia. Blocca la posizione e cerca di mantenerla per più secondi possibile. Un buon risultato è mantenere questa posizione per oltre un minuto. Visto che è un esercizio impegnativo procedi per gradi. Il trucco per mantenere la posizione corretta è cercare di sbilanciarsi in avanti. Per far sì che l'esercizio sia corretto, devi mantenere le braccia completamente distese.

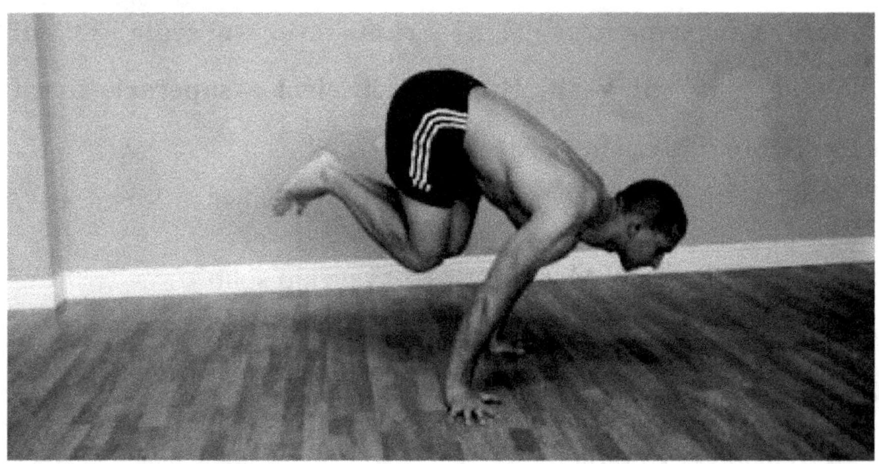

Tuck Planche in movimento

Il Tuck Planche in movimento è l'esercizio che prevede di passare dalla posizione di Tuck Planche a quella di Tuck Planche Avanzato. La ripetizione si considera conclusa quando torni alla posizione di Tuck Planche. Quindi, in pratica, parti dalla posizione di Tuck Planche, solleva i glutei e arretra le ginocchia, blocca per un istante la posizione di Tuck Planche Avanzato e ritorna alla posizione inziale.

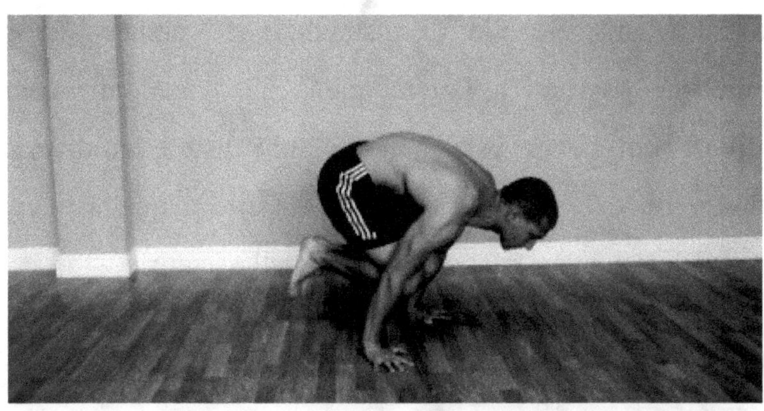

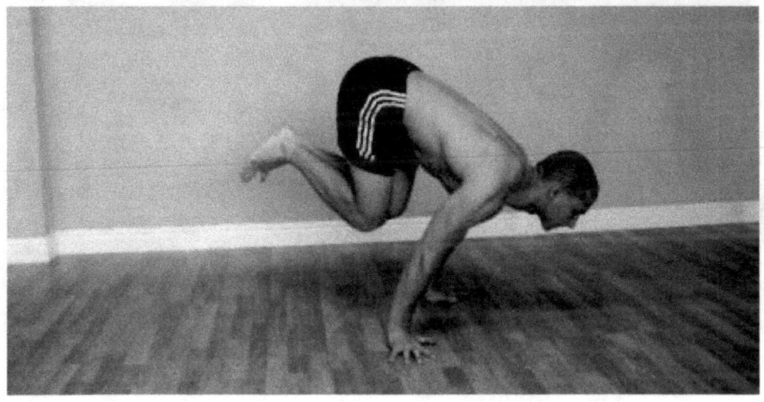

Front-Lever su sedie

Il Front Lever su sedie è un esercizio spettacolare da eseguire e di grande impatto visivo. Per essere eseguito necessita di grandi addominali e di una schiena molto forte. Abbiamo visto nei capitoli precedenti gli esercizi propedeutici come la Tenuta Isometrica in Sospensione. In questo esercizio bisogna fare un passo in avanti cercando di distendere le gambe. La prima versione che proverai a fare è quella che prende il nome di **Straddle Front-Lever**, ossia con le gambe distese ma divaricate. In questo modo la leva sarà minore rispetto a quella a gambe chiuse e dovresti avere maggior facilità nell'eseguirlo.

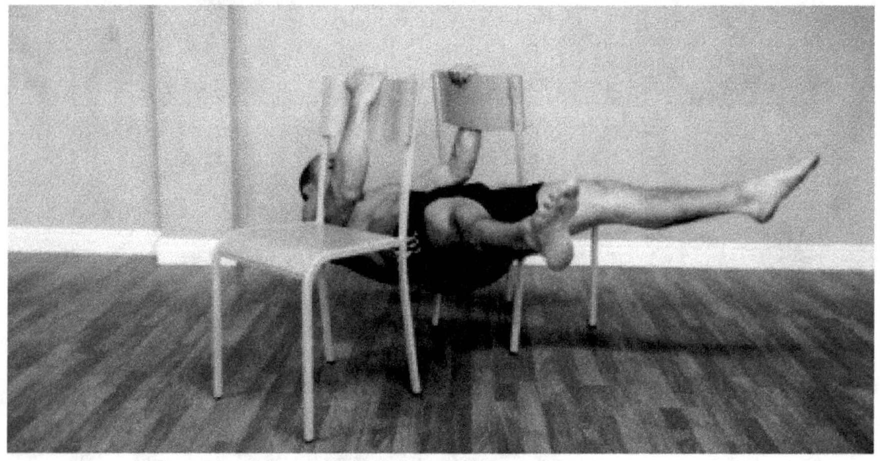

Successivamente, quando riuscirai a eseguire lo Straddle Front-Lever per almeno trenta secondi, potrai provare a chiudere le gambe e eseguire la versione finale del Front-Lever. In questo esercizio devi stringere fortemente gli addominali e contrarre al massimo i muscoli della schiena. Buon livello: mantenere questa posizione per oltre trenta secondi.

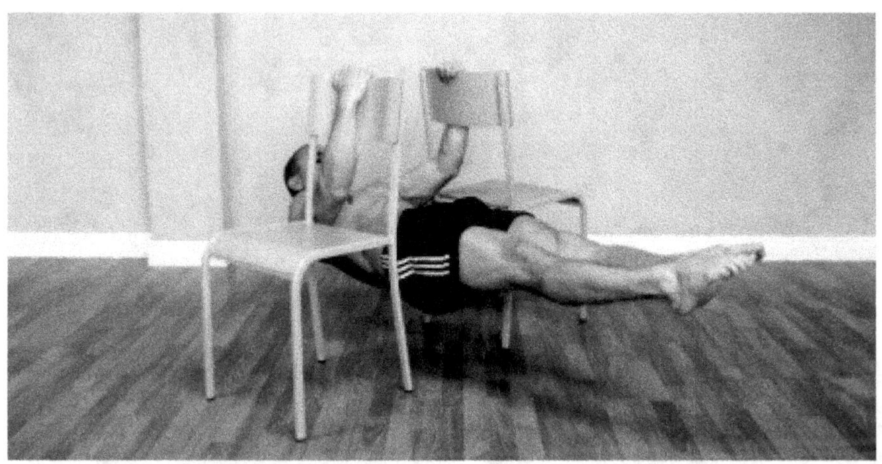

Planche

Anche la versione dei Planche è altamente spettacolare e richiede doti fisiche non indifferenti. Anche in questo caso la prima versione che dovrai provare a eseguire è quella che prende il nome di **Straddle Planche**, ossia con le gambe divaricate. Devi cercare di proiettare più che puoi il corpo in avanti, contrarre al massimo i muscoli del dorso e stringere al massimo gli addominali. Quando riuscirai a tenere questa posizione per almeno trenta secondi, potrai cimentarti nella versione finale a gambe chiuse.

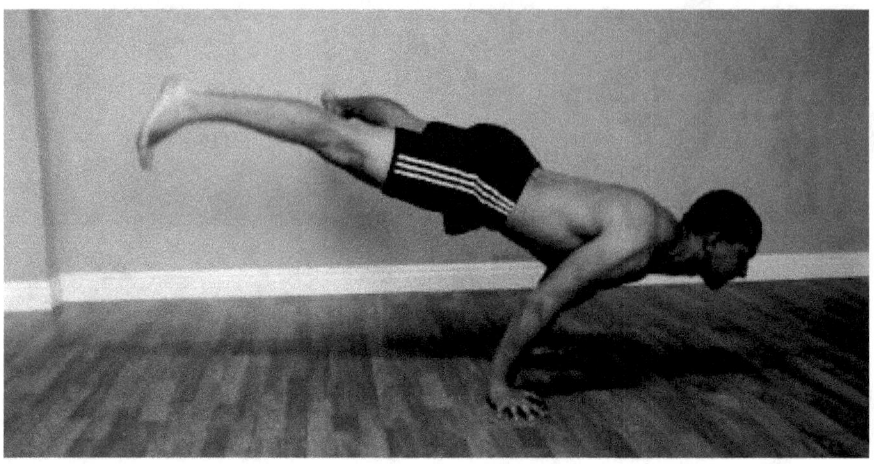

Il Planche a gambe chiuse è la versione definitiva di questo esercizio. Quando riuscirai a mantenere questa posizione per una trentina di secondi potrai sentirti veramente soddisfatto del livello atletico che avrai raggiunto! Questo è un esercizio che richiede uno sforzo non solo per gli addominali ma per tutto il corpo in generale.

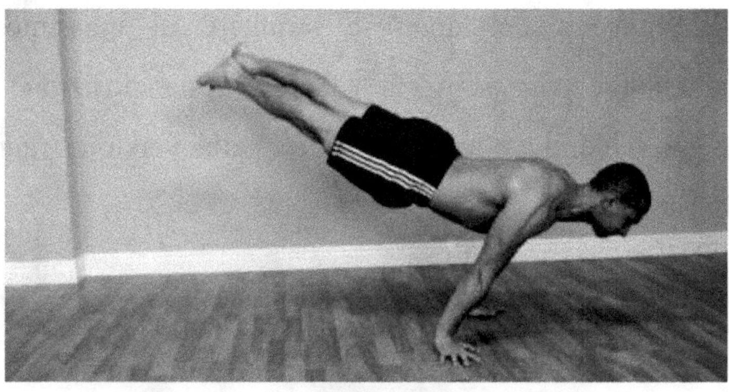

V-Sit

Il V-Sit è il passaggio successivo allo L-Sit visto nel livello Intermedio del metodo IBER. In questo esercizio, con l'ausilio sempre di due sedie, dovrai distendere le gambe e sollevarle in modo tale da formare una "V" con il busto. Il sedere in questa versione è spinto in avanti. Gli addominali lavoreranno al massimo per permetterti di mantenere questa difficile posizione.

Quando riuscirai a tenere per una trentina di secondi la posizione corretta del V-Sit potrai sentirti molto soddisfatto, perché non è cosa da tutti! Se il passaggio da L-Sit a V-Sit lo trovi molto impegnativo, inizia facendolo in movimento, ossia parti da una posizione di L-Sit e cerca di arrivare alla posizione di V-Sit. Cerca di mantenere questa posizione per una frazione di secondo e ritorna in L-Sit. Continua così per le volte che riesci.

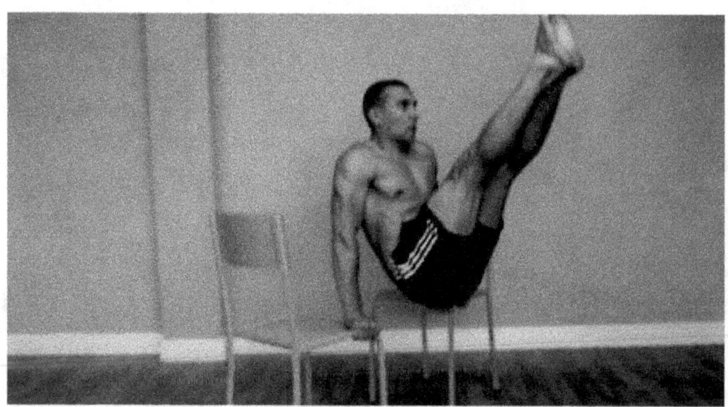

SEGRETO n. 17: gli esercizi del Metodo IBER Avanzato ti porteranno ad avere una forma fisica straordinaria: sono esercizi molto complessi non solo per gli addominali ma per tutto il corpo. Compongono questa fase esercizi come il Tuck Planche Avanzato, il Tuck Planche in movimento, i Planche, il Front-Lever su sedie e il V-Sit.

Sarò molto contento quando riuscirai a mettere in pratica i programmi del Metodo IBER Avanzato, perché vorrà dire che sarai veramente preparato fisicamente, e sono sicuro che i tuoi addominali saranno altrettanto forti e modellati. Non mi è mai capitato di vedere persone eseguire questi esercizi senza tali requisiti! Gli esercizi mostrati in questa fase, come quelli della fase Intermedia, lavoreranno non solo con gli addominali ma con tutti i muscoli del corpo. Quindi non stupirti se, anche non facendo altri allenamenti specifici, ti accorgerai di avere petto, dorso, spalle e braccia più sviluppate e toniche del solito, perché è normale!

Non ti resta che mettere in pratica gli allenamenti proposti per questa fase! Ancora una volta *Buon Allenamento*!

I programmi d'allenamento del Metodo IBER Avanzato

Tutti i programmi che ti ho impostato anche in questa durissima fase sono delle linee guida, utilizzali per creare il programma più adatto alle tue caratteristiche. Nel senso che se noti che qualche esercizio inserito ti risulta troppo facile o troppo difficile nessuno ti vieta di sostituirlo con esercizi più congeniali alle tue caratteristiche atletiche. Quello che devi mantenere invariato è la struttura del programma.

Allenati sfruttando questi programmi, o magari anche sfruttando tue particolari routine d'allenamento fino a che non sei in grado di superare il Test Addominali Avanzato.

Primo Programma d'allenamento-*Sforzi Ripetuti 10x*

Questo è il primo programma della fase avanzata.

Dovrai allenare i tuoi addominali almeno tre volte la settimana, soprattutto se vuoi accelerare i tuoi miglioramenti. Alterna i giorni d'allenamento cercando di praticarli per quante più volte riesci alla settimana. In ogni allenamento eseguirai due esercizi di addominali. Obiettivo: cercare di completare le dieci serie con le ripetizioni (o tenute isometriche) indicate. Tieni questo programma fino a che non riesci a completarlo con facilità, poi passa al successivo o inserisci esercizi di difficoltà superiore e ripetilo per altre quattro-cinque settimane.

Giorno 1

- Tuck Planche in movimento 10x10 rec. 1'.
- Front Lever su sedie 10x20" rec. 1'.

Giorno 2

- Tuck Planche Avanzato/Planche 10x20" rec. 1'.
- V-Sit 10x10" rec. 1'.

Secondo Programma d'allenamento-*Rest Pause*

Il secondo programma che ti mostro in questa fase sarà molto impegnativo e cercherà di migliorare ulteriormente la tua forma fisica. E sono sicuro che se sarai arrivato a questo programma praticando gli esercizi di questa durissima fase avrai addominali da urlo!!!

Dovrai allenare come sempre i tuoi addominali almeno tre volte la settimana. Alterna i giorni d'allenamento cercando di praticarli per quante più volte riesci alla settimana. In questo programma dovrai eseguire le ripetizioni indicate (o i secondi in isometria suggeriti) con la modalità del Rest Pause. Per esempio, quando troverai la dicitura: (10"+x+x+x) x4 rec. 2', significherà che dovrai eseguire l'esercizio tenendo la posizione per 10", poi prendi fiato per una decina di secondi, esegui nuovamente cercando di mantenere tutti i secondi che riesci la posizione, prendi fiato per una decina di secondi, esegui nuovamente cercando di mantenere tutti i secondi che riesci la posizione, prendi fiato ancora per una decina di secondi ed esegui per l'ultima volta cercando di mantenere tutti i secondi che riesci la posizione. Recupera due minuti, e ripeti per un totale di quattro volte.

Tieni questa routine per quattro settimane, dopodiché continua con questi esercizi creandoti un programma o ripetendo lo stesso ma con numero di ripetizioni o di secondi in isometria superiori.

Giorno 1

- Tuck Planche in movimento (10+x+x+x)x4 rec. 2'.
- V-Sit (10"+x+x+x)x4 rec. 2'.

Giorno 2

- Tuck Planche Avanzato/Planche (10"+x+x+x)x4 rec. 2'.
- Front Lever su sedia (10"+x+x+x)x4 rec. 2'.

Terzo Programma d'allenamento-*10minuti Training*

Il terzo programma che ti voglio mostrare nel Metodo IBER Avanzato è molto intuitivo, e consiste nell'eseguire più ripetizioni (o secondi in isometria) in 10 minuti di lavoro.

Come eseguirlo? Praticamente in ogni seduta avrai da lavorare con un esercizio, dovrai iniziare facendo un numero di ripetizioni (o secondi in isometria) fattibile e che non ti porti subito a esaurimento, magari cinque-sei ripetizioni (o una decina di secondi in isometria), recuperare venti-trenta secondi, rieseguire cinque-sei ripetizioni (o una decina di secondi in isometria), e continuare così fino a terminare i dieci minuti di lavoro.

Obiettivo del programma è quindi completare il maggior numero di ripetizioni o di secondi di tenuta in isometria.

Giorno 1

- V- Sit 10 minuti di lavoro

Giorno 2

- Tuck Planche Avanzato/Planche 10 minuti di lavoro

Giorno 3

- Tuck Planche in movimento 10 minuti di lavoro

SEGRETO n. 18: se gli esercizi di questa fase sono troppo impegnativi, riduci il numero di secondi in isometria o di ripetizioni delle serie. Mantieni i programmi per circa 4 settimane, poi variali cambiando esercizi o inserendo tue routine d'allenamento. L'obiettivo finale è quello di superare il Test Addominali Avanzato.

RIEPILOGO DEL CAPITOLO 4:

- SEGRETO n. 15: il Metodo IBER Avanzato è adatto a te se hai la capacità di superare il Test Addominali Intermedio e se non presenti nessun dolore alla zona lombare. È anche adatto a te se non disponi della forma atletica necessaria a farti superare il Test Addominali Avanzato.
- SEGRETO n. 16: il Test Addominali Avanzato prevede di superare in sequenza 30" di Front-Lever su sedie, 30" di Planche e 30" di V-Sit. Quando riuscirai a superarlo avrai completato il Metodo IBER.
- SEGRETO n. 17: gli esercizi del Metodo IBER Avanzato ti porteranno ad avere una forma fisica straordinaria: sono esercizi molto complessi non solo per gli addominali ma per tutto il corpo. Compongono questa fase esercizi come il Tuck Planche Avanzato, il Tuck Planche in movimento, i Planche, il Front-Lever su sedie e il V-Sit.
- SEGRETO n. 18: se gli esercizi di questa fase sono troppo impegnativi, riduci il numero di secondi in isometria o di ripetizioni delle serie. Mantieni i programmi per circa 4 settimane, poi variali cambiando esercizi o inserendo tue routine d'allenamento. L'obiettivo finale è quello di superare

il Test Addominali Avanzato.

Conclusione

Penso di averti detto tutto ciò che ti serve per rimetterti in forma e per tirar fuori un addome "da urlo"! Gli esercizi presenti in questo manuale sono unici e non li troverai da nessun'altra parte, ricordalo!

Il **Metodo IBER** rappresenta un po' il riassunto del mio lavoro come Personal Trainer, e racchiude nel suo interno le strategie più avanzate per l'allenamento. Se anche tu imparerai ad allenarti con movimenti innati (**I**nnate Moviments), cercherai di dare stimoli all'equilibrio durante gli esercizi (**B**alance), cercherai ti contrarre i tuoi addominali con ogni tipo di sforzo (**E**fforts, concentrici, isometrici, eccentrici) e lavorerai con un range di ripetizioni ampio (**R**ipetitions), ti assicuro che i tuoi addominali diventeranno come li hai sempre sognati!

Ricorda che però nulla ti verrà regalato: solo chi metterà tanto impegno, sacrificio e costanza nell'applicare gli esercizi di questo manuale e i suoi programmi d'allenamento, otterrà i risultati desiderati! Se vuoi accelerare ulteriormente i risultati non trascurare l'alimentazione, che è determinante per raggiungere gli obiettivi che ti sei prefissato!

Se hai piacere di vedere nella pratica gli esercizi proposti in questo ebook, ti invito a partecipare ai miei corsi di formazione sul Functional Training. Troverai tutte i dettagli sul mio sito www.studiomiletto.com. Una giornata di full immersion spesso diventa un momento di confronto dove dimostrare ciò che si è in grado di fare, correggere eventuali difetti esecutivi, ma soprattuto dare nuovi stimoli e tanta motivazione ai tuoi allenamenti. Chi impara ad allenarsi è sulla strada giusta per raggiungere i risultati prefissati!

Non mi resta che salutarti e augurarti buon allenamento!

Il tuo Coach

Umberto Miletto

www.ingramcontent.com/pod-product-compliance
Lightning Source LLC
Chambersburg PA
CBHW052141270326
41930CB00012B/2977

* 9 7 8 8 8 6 1 7 4 3 9 4 6 *